实用西医师中成药手册

妇科分册

赵红 杨舫 夏冰 编著

中国中医药出版社

·北 京·

图书在版编目（CIP）数据

实用西医师中成药手册·妇科分册/赵红,杨舫,夏冰编著.
—北京：中国中医药出版社，2012.11
ISBN 978 - 7 - 5132 - 1174 - 1

Ⅰ.①实… Ⅱ.①赵…②杨…③夏… Ⅲ.①妇科病 - 中成
药 - 手册 Ⅳ.①R287 - 62

中国版本图书馆 CIP 数据核字（2012）第 233325 号

中 国 中 医 药 出 版 社 出 版
北京市朝阳区北三环东路 28 号易亨大厦 16 层
邮政编码 100013
传真 010 64405750
河北省欣航测绘院印刷厂印刷
各地新华书店经销
*
开本 850 × 1168 1/32 印张 7.875 字数 190 千字
2012 年 11 月第 1 版 2012 年 11 月第 1 次印刷
书 号 ISBN 978 - 7 - 5132 - 1174 - 1
*
定价 19.00 元
网址 www.cptcm.com

前　言

　　中医药是我国传统医药的重要组成部分，在中华民族繁衍生息的过程中起到了无法替代的作用。虽然历经了千百年的演变，但它依然是现代医疗体系中的重要一员。特别是中成药的使用，由于其具有简、便、廉、验的特点，应用尤为广泛，不但中医医师擅长应用，西医临床也经常应用其进行治疗，尤其是对于一些西药疗效欠佳或副作用较大但需长期用药的疾病，西医师往往会采用中成药进行治疗。

　　中成药（Traditional Chinese Medicine Patent Prescription）是以中草药为原料，经加工制成的具有各种不同剂型的中药制品，包括丸、散、膏、丹等各种剂型，随着科技的发展，也出现了胶囊、片剂、针剂、注射剂等新剂型。然而，中成药的组方配伍是在中医理论指导下进行的，因此中成药的使用也必须在中医理论体系的指导下进行。但遗憾的是，西医医师作为临床开具中成药处方的主力军，由于缺乏中医辨证论治的相关知识，或者即使有所了解，也不能在临床上对病人进行中医的辨证论治后再开具中成药处方，造成目前中成药滥用现象严重，导致中成药在疾病的治疗中不能发挥其最大的效用，也因此产生了中成药疗效不如西药的错误观点。

　　本套丛书的编写即是希望通过详细介绍各类常用中成药的临床合理应用，来指导医师如何正确、有效使用中成药。由于该丛书主要针对的是临床西医医师，因此，依据西医分科作为分册依据，共分为五册，即《实用西医师中成药手册·内科分册》、《实用西医师中成药手册·妇科分册》、《实用西医师中成药手册·儿科分册》、《实用西医师中成药手册·肿瘤科分册》、《实用西医师中成药手册·五官科分册》，每一分册以西医病名分章进行详细介绍每一疾病中成药的临床应用，并详细介绍每种中成药的药物组成、剂型与规格、功效主治、临床应用、药理作用、合理配伍、不良反应等相关信息。希望该套丛书的出版能够指导临床医师对中成药进行合理应用。

丛书编委会
2012 年 9 月

编写说明

　　中成药是在中医药理论指导下以中药饮片为原料，按规定的处方或标准制成，具有一定规格的中药剂型。中成药可直接用于疾病的预防和治疗，在防病治病、保障健康方面发挥了重要作用。

　　近年来，随着女性在社会工作、家庭生活中所承担的角色及压力日益增加，月经失调、盆腔炎、子宫内膜异位症等慢性妇科疾病的发病率呈逐年上升趋势。妇科中成药作为传统中成药的重要组成部分，对一些慢性妇科疾病具有显著疗效。中成药因其使用方便、便于携带、毒副作用小等优点，深受女性患者的青睐，在妇科临床被广泛应用。

　　随着新的妇科中成药不断涌现，选择安全、经济、有效的药物显得尤为重要。中医讲究辨证论治，处方用药因证而异、因病而异，妇科临床医师应根据患者具体情况选择中成药的辨证治疗，防止多用、滥用，努力提高医疗水平，为患者提供更好的服务。

　　基于上述目的，本书在编写过程中，立足辨病与辨证相结合的原则，根据西医学的疾病分类及中医的辨证论治理论，按照妊娠病、产后病、月经病、妇科杂病等列出妇科疾病分类，对每一种疾病进行辨证分型，并详细介绍每一证型的证候、治法及所适应的中成药；其后附有妇科中成药检索，收集临床上常用各类妇科中成药，并列出每个中成药的药物组成、功能主治、用法用量、规格等，按字母先后顺序排列，以便读者查阅。由于中成药的使用是依据患者的临床证候表现来进行用药的，因此不同于西药有很强的专属性，很多内科用药，在妇科也很常用，而且用于妇科疾病疗效很好，但西医医师对此大多不太了解，因此在中成药的介绍中特别设计了［妇科用药指导］，以便临床医师参考应用。本书所收录的多为临床上常用妇科中成药，适用于广大中西医妇科临床医师用药参考。

赵红

2012 年 5 月

目　录

第一章　中医妇科概述

一、中医妇科发展现状

中医妇科学传统的研究范围，包括月经不调、崩漏、带下、妊娠、产后、乳疾，癥瘕、前阴诸疾及杂病等项。人体脏腑经络气血的活动规律，男女基本相同。但妇女在脏器方面有胞宫，在生理上有月经、胎孕、产育和哺乳等特有的功能，必然在病理上就会发生经、带、胎、产、杂等特有的疾病。如唐·孙思邈《千金要方·妇人方》说："妇人之别有方者，以其胎妊、生产、崩伤之异故也，所以妇人别立方也。"由此说明，妇女脏腑、经络、气血的活动有其特殊的方面，必须进行专门的研究和讨论。《医宗金鉴·妇科心法要诀》说："男妇两科同一治，所异调经崩带症，嗣育胎前并产后，前阴乳疾不相同。"这是对中医妇科疾病范围的高度概括和总结。

二、中医妇科临床优势、特色与治疗效果

近年来，随着妇女社会工作和活动的增加，各种压力也越来越大。加之许多人缺乏对身体的保健和各种不良的生活习惯，导致一些妇科疾病开始出现日益上升的趋势。随着妇科疾病的发病率不断上升，西医学对于妇科疾病的诊治，一直在不断进步，但在诊断技术飞速进步的同时，因其各种检查及手术等治疗方法费用较为昂贵，使其运用受到限制。中医学因为效佳药廉，服用简便，而深受广大患者的欢迎。自古以来，中医

学宝库积累了丰富的治疗妇科疾病经验。随着中西医结合步伐的加快，中医越来越多地借鉴和采用了西医的诊断技术和检测方法，并在此基础上辨证施治，使治疗效果显著提高。

中医妇科以中医基础理论为指导，在认识、研究女性特殊的生殖生理、病理机制的过程中结合临床实践，逐步形成了重视肾、肝、脾、天癸、气血、冲任、胞宫、胞脉、胞络及肾－天癸－冲任－胞宫生殖的中医妇科学自身独特的理论体系。

中医妇科以药物内服为主要治疗手段。就学科领域而言，针对妇科主要的病因病机，调补脏腑、调理气血、调治冲任督带、调养胞宫、调控肾－天癸－冲任－胞宫轴，是中医妇科内治法的主线。但某些以局部证候为主要表现的疾病又应借助外治法，发挥局部祛除病邪的用药优势，因而外治法亦是中医妇科常用的治法之一。

三、临床用药原则

中医妇科内服药主要以煎煮汤药为主，然而近几十年来随着人们生活节奏的加快，方便易携的中成药开始被人们所接受。中成药是以中药为原料，经制剂加工制成各种不同剂型的中药制品，包括丸、散、膏、丹各种剂型。是我国历代医药学家经过千百年医疗实践创造、总结的有效方剂的精华。各种成药，现成可用，存贮方便。相对于中药饮片而言，成药治病节省了中药煎剂所必要的煎煮时间，更因其能随身携带，不需煎煮等一应器具，故而使用十分方便。由于中成药多为经过一定特殊加工浓缩而成的制成品，故其每次用量远远少于中药煎剂，而且成药已几乎消除了中药煎剂服用时特有异味等，因而服用方便，更便于携带，易被大众所接受。

本书立足于辨病与辨证相结合的原则，根据西医学的疾病分类及中医的辨证论治为基础，分别列出了妇科各种疾病不同的证型所适应的中成药，以供临床用药参考。

第二章　妇科疾病中成药用药指导

第一节　妊　娠　病

流产是指妊娠不足 28 周，胎儿体重不足 1000g 而终止者。其中发生在妊娠 12 周前，称为早期流产；发生于妊娠 12～28 周，为晚期流产。自然流产发生率占全部妊娠的 10%～15%，多数为早期流产。根据流产发病时的主要症状及发展过程可分为以下几种类型：先兆流产、难免流产、不全流产、完全流产、稽留流产、习惯性流产及流产感染。

一、先兆流产

先兆流产指妊娠早期，出现少量阴道出血，常为暗红色或血性白带，无组织物排出，多伴轻微下腹痛或腰骶部胀痛。宫颈口未开，子宫大小与停经时间相符。经休息及治疗，症状消失，可继续妊娠；如症状加重，阴道出血量增多，或下腹痛加剧，则可能发展为难免流产。

（一）中医辨证论治

中医将先兆流产分为"胎漏"及"胎动不安"。妊娠期间，阴道不时有少量出血，时出时止，或淋漓不断，而无腰酸、腹痛、小腹下坠者，称为"胎漏"，亦称"胞漏"或"漏胎"；若妊娠期间，腰酸、腹痛下坠，伴阴道有少量出血者，称为"胎动不安"。中医认为，导致胎漏、胎动不安的主要病机是冲任损伤、胎元不固。妊娠是胚胎寄生于母体子宫内生长发育和成熟的过程。母体和胎儿必须互相适应，否则发生流产。中医把母、胎之间的微妙关系以"胎元"来涵盖。胎元包括胎气、胎儿、胎盘三个方面。其中任何一方有问题，均可以发生胎漏、胎动不安。常见的证候如下：

1. 肾虚型

【临床表现】妊娠早期阴道少量出血，呈咖啡色，伴腰酸，下腹坠痛；或曾有习惯性流产病史；头晕耳鸣，夜间尿频，眼眶黯黑或面部有黯斑。舌淡黯，苔白，脉沉细滑，尺脉弱。

【用药指导】补肾健脾，益气安胎。可选用孕康口服液、滋肾育胎丸、调经促孕丸、健母安胎丸、保胎灵、保胎无忧片。

2. 气血虚弱型

【临床表现】妊娠早期阴道少量出血，色淡红，质稀，伴腰酸，小腹坠痛。面色㿠白，心慌，易疲劳、乏力。舌质淡，苔薄白，脉细弱略滑。

【用药指导】补气养血，固肾安胎。可选用千金保孕丸、保胎丸、孕康宝口服液、安胎丸、安胎益母丸。

3. 血热型

【临床表现】妊娠早期阴道少量出血，色鲜红或深红，质稠，或伴腰酸。咽干口苦，心烦不安，大便干燥，小便色黄。舌质红，苔黄，脉滑数。

【用药指导】清热凉血，养血安胎。可选用孕妇金花丸。

4. 血瘀型

【临床表现】有子宫肌瘤或卵巢囊肿病史，孕后常觉腰酸腹痛下坠，阴道偶尔有少量出血，色黯红。或妊娠期不慎摔伤，之后出现腹痛或阴道少量出血。舌黯红，或有瘀斑，脉弦滑或沉弦。

【用药指导】活血消癥，补肾安胎。可选用慈航丸。

5. 外伤型

【临床表现】妊娠期，跌仆闪挫，或劳累过度，致阴道少量流血，腰酸。或伴小腹坠痛。舌质正常，脉滑无力。

【用药指导】益气养血，固肾安胎。可选用保胎无忧片、安胎丸、安胎益母丸、保胎丸。

（二）西医治疗

1. 卧床休息，严禁性生活，足够的营养支持。

2. 黄体功能不足者可给黄体酮 10～20mg，每日或隔日肌肉注射一次；或人促性素 3000U，隔日肌肉注射一次；或口服黄体酮胶丸 0.1，每日 2 次；或地屈孕酮 10mg，每日 2 次；也可口服维生素 E 保胎。

3. 甲状腺功能低下者，可口服小剂量甲状腺素。

4. 如阴道流血停止、腹痛消失、B 超证实胚胎存活，可继续妊娠。若临床症状加重，B 超发现胚胎发育不良，血HCG 持续不升或下降，表明流产不可避免，应及早终止妊娠。

二、难免流产、不全流产

难免流产多由先兆流产发展而来，指流产已不可避免，妊娠不能继续者。此时阴道流血增多，或阵发性腹痛加重。妇科检查，宫颈口已扩张，可见胚胎组织或胎囊堵塞于宫颈口内，子宫大小与停经月份相符或略小。

不全流产指妊娠物已部分排出体外，尚有部分残留于宫腔或宫颈内，影响子宫收缩，致流血过多，甚至发生休克。妇科检查，发现宫颈口已扩张，不断有血液自宫颈口内流出，有时可见胎盘组织堵塞于宫颈口或部分妊娠物已排出于阴道内，而部分仍留在宫颈内，一般子宫小于停经月份。若宫腔内充满血块时，子宫仍可增大如停经月份。

（一）中医辨证论治

以上两病，中医均称之为"胎堕不全"。中医认为，冲任损伤、胎元不固是本病的主要病机。流产的病因包括了胎元和母体两方面。胎元方面，多因夫妇先天之精气不足，两精虽能结合，但胎元不固，或胎元有缺陷，不能成实而胎堕。母体方面，冲为血海，任主胞胎，冲任之气血充足，则胎元能得气载摄，得血滋养，胎儿才能正常生长发育。若先天不足，肾气虚弱，或孕后房事不慎，或脾气虚弱，化源不足，冲任气血虚弱，或宿有癥疾占据子宫，或由于跌仆外伤导致气血不调，瘀阻子宫、冲任，使胎元失养而不固。中医常见的处理类型如下：

1. 胎动欲堕型

【临床表现】怀孕早期阴道出血，血量逐渐增多，色鲜红，有血块，腹痛下坠加重。妊娠中期小腹疼痛，阵阵紧逼，会阴坠胀尤甚。或有羊水溢出，继而阴道流血。舌质紫黯或边尖有瘀点，脉滑或涩。

【用药指导】祛瘀下胎。可选用大黄䗪虫丸、血府逐瘀胶囊。若出血量多，可配合八珍颗粒、黄芪颗粒、复方阿胶浆。

2. 胎堕不全型

【临床表现】妊娠物排出后，仍有部分组织残留于宫内，阴道流血仍持续不止，甚至大量出血，腹痛阵阵紧逼。妇科检查宫颈口已开，或见胎囊堵于宫颈口。B超示胎心消失。

【用药指导】活血祛瘀，佐以益气。可选用新生化冲剂。若阴道出血量多，伴头晕、乏力，可合用复方阿胶浆、四物合剂、当归补血丸。

3. 血虚气脱型

【临床表现】流产过程中，阴道突然大出血，甚或暴下不止，面色苍白，头晕眼花，甚则晕厥，不省人事，大汗淋漓，脉微欲绝。

【用药指导】益气固脱。可选用黄芪注射液、生脉注射液。

（二）西医治疗

1. 难免流产

（1）一旦诊断明确，应尽早使胚胎、胎盘组织完全排出。

（2）原则上在输液情况下进行清宫，术中适当应用缩宫素。

（3）早期妊娠时应行负压吸宫术，对吸出物进行认真检查，并送病理检查。失血过多时，应输血，并给缩宫素10U，肌注。

（4）晚期流产时可吸宫或刮宫，若因子宫较大，吸宫或刮宫有困难者，可用缩宫素5～10U加入5%葡萄糖液500ml静脉滴入，以促使胎儿和胎盘组织排出。当胎儿及胎盘排出后需检查是否完整，必要时行刮宫以清除宫内残留妊娠物。

2. 不全流产

诊断明确后及时行吸宫术或钳刮术，清除宫内残留组织。必要时补液、输血，术后给予抗生素预防感染；刮出物送病理检查。

三、习惯性流产

连续自然流产3次或3次以上者，称为习惯性流产。常见原因为胚胎染色体异常、免疫因素异常、甲状腺功能低下、子宫畸形或发育不良、宫腔粘连、宫颈内口松弛等。往往每次流产发生在妊娠同一月份，其临床过程与一般流产相同。

（一）中医辨证治疗

中医称之为"滑胎"，亦称"屡孕屡堕"或"数堕胎"。导致滑胎的机理有二：其一为母体冲任损伤；其二为胎元不健。胎儿居于母体之内，全赖母体肾以系之，气以载之，血以养之，冲任以固之。若母体肾气健壮，气血充实，冲任通盛，则胎固母安；反之若母体脾肾不足，气血虚弱均可导致胎元不固而滑胎。胎元不健，多由父母先天之精气亏虚，两精虽能相合，然先天禀赋不足，致使胚胎损伤或不能成形，或成形易损，故而发生屡孕屡堕。常见的证候如下：

1. 肾气亏虚型

【临床表现】自然流产3次以上，平时常觉头晕耳鸣，腰膝酸软，夜尿频多。舌质淡，苔薄白，脉沉细弱，尺脉尤甚。

【用药指导】补肾健脾，调理冲任。可选用调经助孕丸、参茸卫生丸、孕康口服液、滋肾育胎丸、健母安胎丸。

2. 阴虚血热型

【临床表现】自然流产3次以上，平时经常两颧潮红，口干咽燥，形体消瘦，小便色黄，大便干结。舌质红，少苔，脉细数。

【用药指导】滋阴清热，固冲安胎。可选用孕妇金花丸、左归丸。

3. 气血虚弱型

【临床表现】自然流产或胎停育3次以上，平时常觉头晕眼花，神疲乏力。舌质淡，苔薄白，脉细弱。

【用药指导】益气养血、固冲安胎。可选用复方阿胶浆、八珍颗粒、嗣育保胎丸、保胎丸、孕康宝口服液。

（二）西医治疗

1. 再次妊娠前应进行详细检查，找出病因，针对病因进行治疗。

2. 一旦妊娠应保胎治疗，直至妊娠 10 周或超过以往发生流产月份。

四、妊娠剧吐

妊娠早期孕妇可出现择食、食欲不振、轻度呕恶、头晕、倦怠等症状，称为早孕反应，一般无需处理。若孕妇早孕反应严重，恶心呕吐频繁，不能进食，导致体液失衡及新陈代谢障碍，甚至威胁孕妇生命者，称妊娠剧吐。目前该病的发病率为 0.3% ~ 1%。妊娠剧吐的病因迄今尚不明，可能与内分泌因素（血液中绒毛膜促性腺激素水平升高）、精神心理因素、神经因素及社会因素有关。该病多在停经 40 天左右出现，呕吐频繁或食入即吐，呕吐物中有胆汁或咖啡渣样物；消瘦明显，口唇燥裂，皮肤弹性差，精神萎靡，面色苍白，尿酮体阳性；严重者脉搏增快，体温升高，血压下降，甚至出现黄疸等。若病情进一步发展，可出现意识模糊及昏睡。

（一）中医辨证论治

中医称为"恶阻"，亦称为"子病"、"病儿"、"阻病"。中医认为恶阻的发生，主要是冲气上逆，胃失和降所致。临床常见的病因是脾胃虚弱、肝胃不和，并可继发气阴两虚的恶阻重证。常见的证候如下：

1. 脾胃虚弱型

【临床表现】妊娠早期，恶心呕吐，甚则食入即吐，呕吐物为清水，口淡。伴头晕、乏力，胃脘腹胀。舌淡，苔白，脉缓滑无力。

【用药指导】健脾和胃，降逆止呕。可选用香砂六君子丸、香砂理中丸、香砂养胃丸。

2. 肝胃不和型

【临床表现】妊娠早期，恶心呕吐，呕吐物为酸水或苦水，厌恶油腻。伴口干口苦，头胀而晕，胸闷，嗳气叹息。舌淡红，苔微黄，脉弦滑。

【用药指导】清肝和胃，降逆止呕。可选用舒肝和胃丸、三九胃泰颗粒。

3. 痰湿阻滞型

【临床表现】妊娠早期，呕吐痰涎，不思饮食。胸脘满闷，口中淡腻，头晕目眩，或心悸气短，或四肢倦怠。舌苔白腻，脉濡滑。

【用药指导】化痰除湿，降逆止呕。可选用养胃舒颗粒、二陈丸。

4. 气阴两虚型

【临床表现】妊娠早期，呕吐剧烈，呕吐物为咖啡样或血性物，精神萎靡，形体消瘦，肌肤不润。或伴发热口渴，尿少而黄，大便秘结。舌红无津，苔薄黄而干或花剥，脉细滑数无力。

【用药指导】益气养阴，和胃止呕。可选用生脉饮口服液、养胃舒颗粒。

【西医治疗】

1. 药物治疗

维生素 B_6、维生素 C 及维生素 B_1。

2. 补液、纠正酸中毒及水电解质紊乱

静脉补液，输入葡萄糖溶液和葡萄糖盐水，补液量每日不少于 3000ml。并根据患者的具体情况，液体中应加入氯化钾、维生素 B_6、维生素 C。若有营养不良者，可酌情给予氨基酸、脂肪乳等；若有代谢性酸中毒者，应给予碳酸氢钠或乳酸钠纠正。

五、胎儿生长受限

胎儿生长受限指孕 37 周后，新生儿出生体重小于 2500g，或低于同孕龄平均体重的 2 个标准差，或低于同孕龄正常体重的第 10 百分位数。以前称为"胎儿宫内发育迟缓"。

引起胎儿生长受限的病因多且复杂，有些尚不明确，主要分为母体与胎儿两方面。其中母体因素最常见，占 50% ~ 60%。如营养因素（孕妇营养不良、偏食、妊娠剧吐等）、遗传因素、感染因素（常见的病毒感染为风疹病毒、巨细胞病毒、单纯疱疹病毒等）、妊娠合并症和并发症（如妊娠期高血压疾病、糖尿病、心肺肾疾病及严重贫血等）、不良的生活习惯及其他因素。其次为胎儿因素，例如染色体异常、多胎妊娠、胎儿宫内感染、胎盘脐带因素等。

（一）中医辨证论治

中医学认为其病因为禀赋不足，或孕后调养失宜，致肾气亏虚；或素体虚弱，大病久病后，致气血虚弱；或素体阴虚，或孕后过服辛辣之品，致热盛伤阴耗血；或素体阳虚，或孕后过食寒凉生冷之品，致胞宫虚寒，最终导致胎失所养，生长受限。常见的证候如下：

1. 肾气亏虚型

【临床表现】妊娠中晚期，腹形小于妊娠月份，胎儿存活，腰膝酸软，形寒肢冷。舌淡，苔白，脉沉细。

【用药指导】补肾益气，填精养胎。可选用保胎灵、保胎丸、杜仲冲剂。

2. 气血虚弱型

【临床表现】妊娠四五个月，腹形和宫体增大明显小于妊娠月份，胎儿存活，面色不华，神疲懒言。舌淡嫩，少苔，脉细弱。

【用药指导】益气养血，滋养胎元。可选用八珍颗粒、当归补血丸、千金保孕丸、参茸白凤丸、人参养荣丸。

3. 阴虚内热型

【临床表现】妊娠中晚期，腹形小于妊娠月份，胎儿存活，颧赤唇红，手足心热，口干喜饮。舌质嫩红，少苔，脉细数。

【用药指导】清热凉血，养阴安胎。可选用孕女金花丸、孕妇清火丸或选择左归丸、六味地黄丸配合保胎无忧片。

4. 胞宫虚寒型

【临床表现】妊娠腹形明显小于妊娠月份，胎儿存活，腰腹冷痛，四肢不温。舌淡，苔白，脉沉迟滑。

【用药指导】温肾扶阳，养血育胎。可选用暖宫孕子丸。

（一）西医治疗

1. 卧床休息

采取左侧卧位，改善子宫胎盘血液循环，从而促进胎儿发育。

2. 氧疗

给予孕妇面罩吸氧每日 2 ~ 3 次，每次 20 ~ 30 分钟，可改善围生儿结局。

3. 补充营养

全面补充营养物质，维持母体和胎儿生长发育的需要。

4. 药物治疗

常用硫酸舒喘灵、硫酸镁等。

六、妊娠合并贫血

贫血是妊娠期最常见的合并症，属高危妊娠范畴。其中以缺铁性贫血最常见，巨幼红细胞贫血较少见，再生障碍性贫血更少见。其发生率与营养状况、生活条件、文化背景以及遗传因素等有关。妊娠贫血若纠正不及时，对母婴均能造成一定的危害。

（一）中医辨证论治

中医无此病名，根据其临床表现，当属"虚劳"、"血虚"、"血证"等病证范畴。中医学认为素体脾胃虚弱，或饮食偏嗜，化源不足；或先天禀赋不足，复因外感内伤、饮食劳倦致脾肾亏虚；或因久病伤阴、失血、精血不足。气血阴阳本虚，孕后精血养胎更虚致成本病。常见的证候如下：

1. 气血两虚型

【临床表现】妊娠期面色苍白，头晕眼花，心悸气短，倦怠乏力，动则加剧。舌淡，苔薄，脉细滑无力。

【用药指导】补气养血安胎。可选用八珍颗粒、四物合剂、益气维血颗粒、人参养荣丸。

2. 脾胃虚弱型

【临床表现】孕期面色萎黄或㿠白，腹胀便溏，倦怠乏力，食欲差。舌淡，苔白，脉滑弱。

【用药指导】健脾益气安胎。可选用香砂六君子丸、八珍颗粒、人参归脾丸、复方阿胶浆。

3. 脾肾两虚

【临床表现】妊娠期间面色萎黄或㿠白，头晕耳鸣，心悸气短，面浮肢肿，畏寒肢冷，肢体麻木，腰膝酸软，纳呆便溏。舌质胖淡，苔白，脉沉滑无力。

【用药指导】健脾益肾安胎。可选用生血丸、茸坤丸。

4. 肝肾阴虚

【临床表现】妊娠期面色萎黄，头晕眼花，口干咽燥，耳鸣心悸，腰膝酸软。舌质红，苔少，脉细滑数。

【用药指导】滋阴益肾，养血安胎。可选用左归丸、补肾养血丸。

（二）西医治疗

1. 病因治疗

（1）缺铁性贫血：口服铁剂，硫酸亚铁 0.3g，每日 3 次；同时口服维生素 C0.3g，促进铁吸收。严重者可考虑改用注射液，如右旋糖酐铁 50mg 深部肌肉注射作为首剂，如无副反应，可加至 100mg，每日 1 次。

（2）巨幼红细胞性贫血：叶酸口服，每日 3 次，每次 5mg；或肌注，每日 1 次，每次 10~30mg。维生素 B_{12} 肌注，每日 1 次，每次 100μg，连续两周，以后改为每周 2 次。

2. 输血

血红蛋白 <60g/L，少量间断输以浓缩红细胞。

3. 产科处理

（1）妊娠期：纠正贫血。再生障碍性贫血，在妊娠早期，做好输血准备后终止妊娠，已至妊娠晚期者支持治疗；有出血倾向者，应用激素治疗。

（2）分娩期：临产后备血；严密监护，尽量缩短产程；胎肩娩出后，予宫缩剂防止出血；严格无菌操作，产后给予抗生素预防感染；再生障碍性贫血者尽量经阴道分娩，第二产程防止用力过度，以免造成重要器官出血或胎儿颅内出血。

七、妊娠肿胀

妊娠中晚期，孕妇出现肢体面目肿胀者称为妊娠肿胀。

（一）中医辨证论治

中医认为，肺通调水道，脾运化水湿，肾化气行水，人体水液代谢赖此三脏。肺、脾、肾任何一脏发生病变，均可引起水液代谢障碍而发生肿胀。妊娠肿胀的发生与妊娠期特殊生理有密切关系。此病多发生在妊娠 5~6 月以后，此时胎体渐大，升降之气机不利，若脏器本虚，胎碍脏腑，因孕重虚。因此脾肾阳虚、水湿不化，或气滞湿停为妊娠肿胀的主要机理，脾肾两脏功能失常往往互相影响或相继出现。常见的证候如下：

1. 脾虚型

【临床表现】妊娠数月，面目四肢浮肿，或遍及全身，皮薄光亮，按之凹陷不起，面色不华，神疲气短，食欲不振，小便短少，大便溏薄。舌淡体胖，边有齿痕，苔白润或腻，脉弦滑。

【用药指导】健脾利水。可选用参苓白术丸或人参健脾丸。

2. 肾虚型

【临床表现】妊娠数月，面浮肢肿，下肢尤甚，按之如泥，腰酸乏力，下肢逆冷，小便不利。舌淡，苔白润，脉迟沉。

【用药指导】补肾温阳，化气行水。可选用金匮肾气丸、强肾片配合五苓片。

3. 气滞型

【临床表现】妊娠六七月后，肢体肿胀，始于两足，渐延于腿，皮色不变，随按随起，胸闷胁胀，头晕胀痛。苔薄腻，脉弦滑。

【用药指导】理气行滞，除湿消肿。可选用逍遥颗粒。

（二）食疗

1. 鲤鱼1条，剖膛洗净加葱姜，熬汤服用。

2. 赤小豆30g，加水适量，熬熟后，喝汤食豆，每日1~2次。

八、妊娠咳嗽

妊娠期间，咳嗽不已，称"妊娠咳嗽"。本病的发生、发展与妊娠期特殊生理有关。若咳嗽剧烈或久咳不愈，可损伤胎气，导致堕胎、小产。

（一）中医辨证论治

中医认为咳不离于肺，也不止于肺；肺不伤不咳，脾不伤不久咳。妊娠咳嗽，久咳不已。病变部位在肺，关系到脾，总与肺、脾有关。肺为娇脏，不耐寒热。若素体阴虚，孕后血聚养胎，肺金失养，肺燥金伤，失于清肃，气逆而咳；若脾胃素虚，孕后气以载胎，脾气重虚，脾虚湿聚，土不生金，痰饮射肺，而致咳嗽痰多，久咳不愈。常见的证候如下：

1. 阴虚肺燥型

【临床表现】妊娠期间，咳嗽不已，干咳少痰或痰中带血，口干咽燥，失眠盗汗，手足心热。舌红，少苔，脉细滑数。

【指导用药】养阴润肺，止咳安胎。可选用养阴清肺口服液或止咳橘红丸、金果饮口服液、川贝枇杷糖浆、百合固金丸、枇杷叶膏。

2. 脾虚痰饮型

【临床表现】妊娠期间，咳嗽痰多，胸闷气促，甚至喘不得卧，神疲纳呆。舌质淡胖，苔白腻，脉濡滑。

【用药指导】健脾除湿，化痰止咳。可选用六君子丸配合复方鲜竹沥液、二陈丸。

九、陈旧性宫外孕

受精卵在子宫体腔以外着床称为异位妊娠，习称宫外孕。根据受精卵种植的部位不同，异位妊娠分为：输卵管妊娠、宫颈妊娠、卵巢妊娠、腹腔妊娠、阔韧带妊娠，其中以输卵管妊娠最为常见。输卵管妊娠破裂时间较长，腹腔内血液已形成血肿包块，即陈旧性宫外孕。

（一）中医辨证论治

中医认为瘀血阻滞冲任、胞脉、胞络，脉络不畅，孕卵运送受阻，不能按时移行至胞宫，以致发生宫外孕。

【临床表现】陈旧性宫外孕主要表现为腹腔血肿包块形成，腹痛逐渐减轻，可有下腹坠胀或肛门坠胀感，阴道出血渐少至停止。舌质正常或紫黯，脉细涩。

【用药指导】祛瘀消癥，软坚散结。可选用桂枝茯苓丸、血府逐瘀口服液、少腹逐瘀颗粒、散结镇痛胶囊、小金丸、大黄䗪虫丸。

（二）西医治疗

1. 保守性药物治疗

适用于早期输卵管妊娠未发生破裂或流产、血 β – HCG < 2000 IU/L；输卵管妊娠包块直径≤4cm；要求保留生育能力的年轻患者。药物选用甲氨蝶呤。

2. 手术治疗

可分为根治手术和保守手术。

（1）根治手术：切除患侧输卵管，适用于内出血并发休克的急症患者。

（2）保守性手术：适用于有生育要求的年轻妇女，以保留输卵管及其功能。

3. 期待疗法 少数输卵管妊娠可发生自然流产、吸收，症状轻而无须手术和药物治疗。

第二节 产 后 病

一、晚期产后出血

晚期产后出血是指分娩结束 24 小时后，在产褥期内发生的子宫大量出血。多见于产后 1~2 周，亦可迟至产后 2 个月左右发病。临床表现为产后阴道出血反复发作，或阴道少量持续流血，亦可突然大量流血，发热及腹痛。妇科检查，子宫颈口松弛，或夹有胎盘组织；双合诊时子宫大而软，可有触痛等。

（一）中医辨证论治

中医称之为"产后恶露不绝"，又称"恶露不尽"、"恶露不止"。中医认为其主要病因为素体脾气不足，或产后劳倦过度，致气虚失统；或因平素阴亏，或肝郁化火，致热扰冲任，迫血妄行；或因七情内伤，或外感寒邪，致瘀阻冲任，血不归经。常见的证候如下：

1. 气虚型

【临床表现】产后恶露量多，或持续 3 周不止，色淡红质稀，小腹空坠，面色㿠白。舌淡，苔薄，脉缓弱。

【用药指导】补气摄血固冲。可选用产后康膏、复方阿胶浆、人参归脾丸、八珍益母丸、八珍颗粒等。

2. 血瘀型

【临床表现】产后恶露不止，或排出不畅，色黯红，夹有血块，小腹疼痛拒按。舌黯，或有瘀斑、瘀点，脉沉弦或弦涩。

【用药指导】活血化瘀止血。可选用产妇安颗粒、产后逐瘀片、产后益母丸、慈航丸、云南白药胶囊、血府逐瘀口服液等。

3. 血热型

【临床表现】产后恶露量较多，过期不止，色鲜红或深红、质稠，大便干燥。舌红，脉滑数。

【用药指导】养阴清热止血。可选用宫血宁颗粒、安坤颗粒、荷叶丸、葆宫止血颗粒、裸花紫珠片等。

（二）西医治疗

1. 止血、抗感染

按照药敏选择使用抗生素，必要时可加缩宫素。

2. 清除宫内残留物

在备血及做好开腹手术术前准备的同时采用刮宫术。操作力求轻柔，刮出物送病理检查，以明确诊断。

3. 剖腹探查

对于剖宫产术后阴道大量流血，保守治疗无效者，必要时应行开腹探查术。

4. 其他

若系肿瘤引起的阴道流血，应作相应治疗。

二、产后发热

产褥期内以发热为主证，并伴有其他症状者，称为"产后发热"。

如在产后一两天内，由于阴血骤虚，营卫失调，常有轻微的发热，不兼有其他的症状，一般能自行退热，属生理性发热；或产后三四天内，泌乳期间有低热，俗称"蒸乳"，这种现象以后会自然消失，亦不属病理范围。若突然高热，或持续性高热不退者，均属产后发热。

分娩后的生殖道感染，西医学称"产褥感染"，亦称"产褥热"，属本病范围，是产褥期常见的严重病症，是导致孕产妇死亡的四大原因之一。

（一）中医辨证论证

中医认为产后发热的原因较为复杂，病机各异，这是以产后"多虚多瘀"的生理内环境为先决条件的。由于产后多虚，正气不足，腠理不密，营卫失调；产后多瘀，血室开放，余血未尽，容易因各种原因导致产后发热。常见的证候如下：

1. 感染邪毒型

【临床表现】产后高热恶寒，甚或寒战，连续两天体温至38℃以上，腹痛拒按，恶露或多或少，色紫黯，气臭秽，烦躁口渴，尿少而赤，大便秘结。舌红，苔黄，脉弦数。

【用药指导】清热解毒，活血化瘀。可选用清开灵口服液、清热解毒口服液、银黄颗粒、热炎清颗粒、紫雪散等。

2. 外感型

【临床表现】产后恶寒发热，头痛身痛，无汗，鼻塞流涕，咳嗽。舌苔薄白，脉浮紧。

【用药指导】养血疏风。可选用柴银口服液、感冒清热颗粒、银翘解毒丸、羚羊感冒片、参苏丸、荆防合剂、九味羌活颗粒等配合四物合剂使用。

3. 热入营血型

【临床表现】高热汗出，烦躁不安，皮肤斑疹隐隐。舌红绛，苔黄燥，脉弦细而数。

【用药指导】清营解毒，散瘀泄热。可选用牛黄宁宫片、牛黄清热散。

4. 热入心包型

【临床表现】高热不退，神昏谵语，甚至昏迷，面色苍白，四肢厥冷。舌红绛，脉微而数。

【用药指导】清心开窍。可选用牛黄清心丸。

5. 血虚型

【临床表现】产时或产后失血较多，低热不退，自汗，头晕眼花，心悸失眠，恶露量少，色淡质稀，小腹绵绵作痛，喜按。舌淡红，脉细无力。

【用药指导】补血益气。可选用产后康膏、复方阿胶浆、当归补血丸、八珍颗粒、四物合剂。

6. 血瘀型

【临床表现】产后寒热时作，恶露不下或下而甚少，色紫暗有血块，小腹疼痛拒按，块下痛减，口干不欲饮。舌紫黯或有瘀点，脉弦数或涩。

【用药指导】活血化瘀。可选用生化片、产后逐瘀片、产后益母丸、血府逐瘀口服液、八珍益母丸。

（二）西医治疗

1. 一般治疗

加强营养，给予足够的维生素，若有严重贫血或患者虚弱可输血或人血白蛋白，以增加抵抗力。产妇宜取半卧位，有利于恶露引流和使炎症局限于盆腔内。

2. 抗生素治疗

开始根据临床表现及临床经验选用广谱抗生素，待细菌培养和药敏试验结果再作调整。

三、产褥中暑

产褥期间产妇在高温闷热环境中，因体内余热不能及时散发而引起中枢性体温调节功能障碍的急性热病，称为产褥中暑。临床主要表现为高热、水电解质代谢紊乱、循环衰竭及神经系统功能损害等。本病起病急骤，病情发展迅速，如处理不当常遗留严重的中枢神经系统障碍的后遗症，甚至死亡。

（一）中医辨证论治

中医认为产时正值酷暑季节，产后机体百脉空虚、腠理不密，暑热之乘虚客之，燔灼阳明，营卫不和而发病；或夏月产妇包头裹被，闭户关窗，加之产后元气受损，暑热入侵，耗气伤津；或暑为火热之邪，传变迅速，若阳明之邪不解，或失治误治，邪陷心营，或触犯心包，导致阴气卒绝，阳气暴壅，阴阳离决所致。常见的证候如下：

1. 暑入阳明型

【临床表现】产后壮热，面赤气粗，烦渴引饮，头晕，头痛；舌质红，脉洪大或脉数。

【用药指导】清暑泄热，透邪外达。可选用藿香正气水、十滴水、仁丹。

2. 暑伤津气型

【临床表现】身热多汗，口渴心烦，体倦少气，小便短赤；舌红少津，脉虚数。

【用药指导】清热解暑，益气生津。可选用藿香正气水、十滴水、仁丹配合生脉饮。

3. 暑犯心包型

【临床表现】产后猝然晕倒，不省人事，身热肢厥，气粗如喘，牙关微紧。舌绛，脉洪大或滑数。

【用药指导】清心开窍。可选用安宫牛黄丸或紫雪丹灌服。

（二）西医治疗

1. 药物降温

（1）氯丙嗪 25～50mg 加入 4℃ 葡萄糖盐水 1000～1500ml 中快速静脉滴注，4～6 小时可重复 1 次。

（2）高热、抽搐、昏迷或物理降温后体温复升者，用冬眠 1 号合剂（哌替啶 100mg，氯丙嗪 50mg，异丙嗪 50mg）半量静滴。使用药物降温时需监测血压、心率、呼吸等生命体征。若血压下降则停用盐酸氯丙嗪，改用地塞米松。紧急时也可用盐酸氯丙嗪加盐酸异丙嗪静脉滴注。

药物降温及物理降温可同时进行，力争在短时间内将体温降至 38℃ 左右。当体温降至 38℃，停止降温。

2. 补充液体及电解质

24 小时补液量控制在 2000~3000ml，并注意补充钾盐和钠盐，纠正电解质紊乱。

3. 对症处理

用地西泮、硫酸镁等抗惊厥、解痉；给予广谱抗生素预防感染；出现心、脑、肾合并症时对症处理；心力衰竭可予毛花苷 C 等洋地黄类制剂；呼吸衰竭可用呼吸兴奋剂如尼可刹米、洛贝林对症治疗。

四、产后腹痛

产妇分娩后，发生与产褥有关的小腹疼痛，称为"产后腹痛"。

产后子宫收缩引起的疼痛称为宫缩痛。在哺乳时宫缩较明显，每有小腹疼痛，一般可忍受，持续 3~5 天自然消失，不需治疗，属正常生理现象。若小腹疼痛较重，或持续时间较长，则应视为产后腹痛。本病以新产后多见。人工流产、药物流产后的腹痛可参照本节内容。

（一）中医辨证论治

中医认为产后腹痛的病机是冲任、胞宫的不荣而痛和不通而痛，其原因有血虚和血瘀。常见的证候如下：

1. 血虚型

【临床表现】产后小腹隐痛，多日不解，阵发性加重，喜温按，恶露量少，色淡，头晕目眩，心悸失眠，大便干燥秘结。舌淡，苔薄白，脉细无力。

【用药指导】益气养血，缓急止痛。可选用产后康膏、当归补血丸、八珍益母丸或四物合剂。

2. 血瘀型

【临床表现】小腹疼痛拒按，或得温热稍减，恶露量少不畅，色紫暗有块，面色苍白或青白，四肢不温，气短懒言，或胸胁胀痛，心烦郁闷。舌淡红或黯，脉沉细、沉紧或弦涩。

【用药指导】活血化瘀止痛。可选用生化片、血府逐瘀口服液、少腹逐瘀颗粒、产后逐瘀片、产后益母丸。

3. 热结型

【临床表现】产后小腹疼痛拒按，或灼热疼痛。恶露初则量多，继则量少，色紫黯或如败脓，其气臭秽，高热不退，口渴欲饮，大便秘结，小便短赤。舌红绛，苔黄而燥，或起芒刺，脉弦数。

【用药指导】泻热逐瘀，活血止痛。可选用妇乐颗粒配合生化片合用。

（二）西医治疗

1. 一般治疗

卧床休息，调畅情绪。

2. 药物

可口服双氯芬酸钾片 25mg，1 日 3 次。

3. 清除宫腔残留物

如有胎盘、胎膜残留，应在常规消毒下行清宫术，清除组织送病理检查，术后抗感染。

五、产后身痛

产妇在产褥期内，出现肢体或关节酸楚、疼痛、麻木、重着者，称为"产后身痛"。

西医学产褥期中因风湿、类风湿引起的关节痛、产后坐骨神经痛、多发性肌炎、产后血栓性静脉炎出现类似症状者，可与本病互参。

中医认为，本病的发病机理，主要是产后营血亏虚，经脉失养或风寒湿邪乘虚而入，稽留关节、经络所致。产后身痛的发生，与产褥期的生理密切相关，产后气血虚弱，或产后发热虚损未复，四肢百骸及经脉失养；或产后气血不足，元气亏损，风、寒、湿邪乘虚而侵入机体，使气血凝滞，经络阻滞或经络失养；或产时耗伤肾气皆可致产后身痛。常见的证候如下：

1. 血虚型

【临床表现】产后遍身关节酸楚、疼痛，肢体麻木。面色萎黄，头晕心悸。舌淡，苔薄，脉细弱。

【用药指导】养血益气，温经通络。可选用产灵丸、产妇康膏、八珍颗粒、复方阿胶浆、四物合剂配合祛风止痛片。

2. 风寒型

【临床表现】产后肢体关节疼痛，屈伸不利，或痛无定处，或冷痛剧烈，宛如针刺，得热则舒，或关节肿胀，麻木，重着，伴恶寒怕风。舌苔薄白腻，脉濡细。

【用药指导】养血祛风，散寒除湿。可选用祛风止痛片、祖师麻注射液、独活寄生合剂（丸）、风湿液。

3. 血瘀型

【临床表现】产后身痛，尤见下肢疼痛、麻木、发硬、重着、肿胀明显，屈伸不利，小腿压痛。恶露量少，色紫黯夹血块，小腹疼痛，拒按。舌黯，苔白，脉弦涩。

【用药指导】养血活血，化瘀祛湿。可选用血府逐瘀口服液、产后逐瘀片、川芎嗪口服液、丹参注射液。

4. 肾虚型

【临床表现】产后腰膝，足跟疼痛，艰于俯仰，头晕耳鸣，夜尿多。舌淡黯，脉沉细弦。

【用药指导】补肾养血，强腰壮骨。可选用金匮肾气丸、强肾片、右归胶囊、杜仲冲剂等配合祛风止痛片、风湿液使用。

六、产后大便难

妇女产后饮食正常而大便秘结艰涩，数日一次，或排便时干涩疼痛，难以排出者，称"产后大便难"，又称"产后便秘"。

(一) 中医辨证论治

中医认为引起产后大便难的主要病因病机为分娩失血，营血津液骤亏，肠道失于濡润；或由其他与分娩有关的因素所导致的大肠传导不力所致。

孕妇素体阴血亏虚，复加产时失血出汗伤津，无以濡润肠道，犹如无水行舟，大便不得畅通，燥结难解；阴虚无以制火，火伤阴津，津液更亏，大便结于肠腑；分娩失血，耗血者伤气，大肠传导无力，大便无以运行。在上述致病因素作用下，终发产后大便难。常见的证候如下：

1. 血虚津亏型

【临床表现】产后大便秘结，艰涩难解，但腹无疼痛，饮食正常。可伴心悸失眠，面色不华。舌淡，脉细涩。

【用药指导】养血滋阴，润肠通便。可选用麻仁滋脾丸、四物合剂配合苁蓉益肾颗粒、苁蓉通便口服液、芪蓉通便口服液。

2. 阴虚火旺型

【临床表现】产后大便干结，数日大便不解，伴颧红咽干，五心烦热。舌红，少苔或苔薄黄，脉细数。

【用药指导】滋阴清热，润肠通便。可选用润肠宁神膏、左归丸、知柏地黄丸配合苁蓉通便口服液、芪蓉润肠口服液。

3. 气虚失运型

【临床表现】产后大便数日不解，伴汗出乏力，气短懒言。舌淡，苔薄白，脉虚濡。

【用药指导】益气养血，润肠通便。可选用补中益气丸、芪蓉润肠口服液、复方芦荟胶囊、八珍颗粒、人参归脾丸。

4. 阳明腑实型

【临床表现】产后大便秘结，多日不解，身微热，脘腹胀满疼痛，或时有矢气臭秽，口臭或口唇生疮。舌红，苔黄或黄燥，脉弦数。

【用药指导】通腑泻热，兼以养血。可选用麻仁润肠丸、枳实导滞丸、舒泌胶囊、通便灵胶囊、麻仁丸（胶囊）配合四物合剂使用。

（二）西医治疗

1. 一般治疗

注意产后饮食调养，忌食辛辣之品；多食水果、蔬菜；适当活动，增进肠蠕动。

2. 药物治疗

必要时可选用开塞露塞肛，肥皂水灌肠，或口服缓泻剂。

七、产后小便不通

（一）中医辨证论治

中医认为，本病多由素体虚弱，产时劳力伤气，或失血过多，气随血耗，以致肺脾气虚，不能通调水道，下输膀胱，膀胱气化不利而致小便不通；或先天禀赋不足，肾气虚弱，复因产时损伤肾气，肾阳不足，命门火衰，膀胱失其温煦，气化不利故小便不通；或因产后情志不遂，肝气郁结，气机阻滞，清浊升降失常，膀胱气化不利而致小便不通；或因滞产，膀胱受压过久，气血运行不畅，膀胱气化不利而致小便不通。常见的证候如下：

1. 气虚型

【临床表现】产后小便不通，小腹胀急疼痛，倦怠乏力，气短懒言，面色㿠白。舌淡，苔薄白，脉缓弱。

【用药指导】益气生津，宣肺利水。可选用补中益气丸、黄芪颗粒、八珍颗粒等。

2. 肾虚型

【临床表现】产后小便不通，小腹胀急疼痛。坐卧不宁，腰膝酸软，面色晦黯。舌淡，苔薄润，脉沉细无力或迟弱。

【用药指导】补肾温阳，化气利水。可选用金匮肾气丸、强肾片、右归胶囊、济生肾气丸等。

3. 气滞型

【临床表现】产后小便不通，小腹胀痛。情志抑郁，或胸胁胀痛，烦闷不安。舌苔正常，脉弦。

【用药指导】理气行滞，行水利尿。可选用木香顺气丸、逍遥颗粒、加味逍遥丸、柴胡疏肝丸等。

4. 血瘀型

【临床表现】产后小便不通，小腹胀满刺痛，乍寒乍热。舌黯，苔薄白，脉沉涩。

【用药指导】养血活血，祛瘀利尿。可选用癃闭舒胶囊、尿塞通片、泌淋清胶囊配合四物合剂使用。

（二）西医治疗

1. 药物治疗

可用新斯的明 0.5～1mg 肌注，15 分钟后观察效果。

2. 导尿术

尿潴留过久，膀胱过度充盈，其他治疗均无效时，可用此法在无菌操作下留置导尿管。

3. 预防感染

必要时用抗生素预防感染。

八、产后小便频数与失禁

(一) 中医辨证论治

中医认为，本病多由素体虚弱，肺气不足，加之产时耗气伤血；或因产程过长，气随血脱，致肺气更虚，不能制约水道，膀胱失固而致小便频数或失禁；或素体先天不足，肾气亏虚，因产时损伤气血，使肾气更虚，肾虚则开合不利，不能制约膀胱而致小便频数或失禁。产程过长，胎儿久压膀胱，致使被压部位气血亏少而失濡养，继而成瘘；或因手术不慎损伤膀胱而成瘘，膀胱失约而小便失禁。常见的证候如下：

1. 气虚型

【临床表现】产后小便频数，或失禁。气短懒言，倦怠乏力，小腹下坠，面色不华。舌淡，苔薄白，脉缓弱。

【用药指导】益气固摄。可选用补中益气丸、黄芪颗粒、四君子丸、人参养荣丸、人参健脾丸等。

2. 肾虚型

【临床表现】产后小便频数，或失禁，夜尿尤多。头晕耳鸣，腰膝酸软，面色晦黯。舌淡，苔白滑，脉沉细无力，两尺尤弱。

【用药指导】温阳化气，补肾固尿。可选用缩泉丸、锁阳固精丸、金匮肾气丸、强肾片等。

(二) 西医治疗

多以手术治疗为主。

九、产褥期抑郁症

产褥期妇女精神病的发病率明显高于妇女的其他时期，尤其是产褥期抑郁症较常见。其主要表现为抑郁，多在产后 2 周内发病，产后 4～6 周症状明显。产妇多表现为：心情压抑、沮丧、感情淡漠、不愿与人交流，甚至与丈夫也会产生隔阂，有的产妇还可表现为对生活、对家庭缺乏信心，主动性下降，流露出对生活的厌倦，平时对事物反应迟钝、注意力不易集中，食欲、性欲均明显减退。产褥期抑郁症患者亦可伴有头晕、头痛，甚至出现伤婴或自杀行为。

（一）中医辨证论治

中医称之为"产后抑郁"，产后多虚，血不养心，心神失养，或过度忧愁思虑，损伤心脾；产后多瘀，瘀血停滞，上攻于心；或情志所伤，肝气郁结，肝血不足，魂失潜藏。常见的证候如下：

1. 心脾两虚型

【临床表现】产后精神不振，神志恍惚，悲伤欲哭，不能自主。舌质淡红，苔薄白，脉沉细无力。

【用药指导】补益心脾，养血安神。可选用人参归脾丸、安神补心丸、柏子养心丸、参芪五味子片、复方枣仁胶囊、活力苏口服液、七叶神安片、养血安神丸。

2. 肝郁脾虚型

【临床表现】产后精神郁闷，心烦易怒，经常叹息。舌质淡，苔薄白，脉弦细。

【用药指导】舒肝健脾，养血安神。可选用解郁安神冲剂、逍遥颗粒、加味逍遥丸、柴胡舒肝丸。

3. 痰火扰心型

【临床表现】产后烦躁易怒，哭笑无常，狂躁不安，甚则打人毁物，喉中痰鸣，大便秘结。舌质红绛，苔黄腻，脉滑数。

【用药指导】泻火涤痰，养阴安神。可选用安神温胆丸、牛黄清心丸、龙胆泻肝丸、百乐眠胶囊。

4. 瘀血乘心型

【临床表现】产后恶露不下，色黯红，小腹疼痛拒按，神志错乱如见鬼状，喜怒无常，登高弃衣，打人毁物。舌紫黯，脉涩。

【用药指导】活血化瘀，醒神。可选用产妇安颗粒配逍遥颗粒、血府逐瘀口服液。

（二）西医治疗

1. 心理治疗

增强患者自信心，提高患者的自我价值意识；根据患者的个性特征、心理状态、发病原因给予个体化的心理辅导，解除致病的心理因素。

2. 药物治疗

选用抗抑郁的药物以不进入乳汁为佳。目前常用药物如下：

（1）氟西汀：每日20mg，分2次服用，根据病情可增加至80mg。

（2）帕罗西汀：每日20mg，1次口服，连续用药3周后，根据病情增减剂量，1次增减10mg，间隔不得少于1周。

（3）舍曲林：口服，每日50mg，1次口服，数周后可增加至每日100～200mg。

（4）阿米替林：口服，每日50mg，分2次口服，渐增至每日1500～300mg，分2～3次服。维持量每日50～150mg。

十、产后缺乳

产后乳腺无乳汁分泌，或泌乳量少，不能满足喂养婴儿者，称为产后缺乳。亦称为"缺乳"或"产后乳汁不行"。缺乳的主要病机为乳汁生化不足或乳络不畅。常见的证候如下：

1. 气血虚弱型

【临床表现】产后乳汁少或全无，乳汁清稀，乳房柔软，面无血色，神疲乏力。舌淡，少苔，脉虚细。

【用药指导】补气养血，佐以通乳。可选用生乳丸、下乳涌泉散、生乳灵、通乳颗粒、催乳丸。

2. 肝郁气滞型

【临床表现】产后乳汁甚少或全无，乳汁浓稠，乳房胀硬或疼痛，情志抑郁。苔薄黄，脉弦。

【用药指导】疏肝解郁，通络下乳。可选用乳腺颗粒、通络生乳糖浆配合逍遥颗粒、加味逍遥丸、柴胡疏肝散使用。

（二）西医治疗

西医对本病无针对性治疗，疗效不甚理想。主要有服用大量维生素 B 类药物，超声波、红外线乳房照射等方法。

（三）食疗

1. 鸡血藤、红枣、桑寄生煎水代茶。

2. 猪蹄 2 只，通草 24g，同炖，去通草，食猪蹄饮汤。

3. 生黄芪 30g，当归 9g，炖猪蹄。

十一、产后乳汁自出

产妇在产后或哺乳期中乳汁不经婴儿吸吮而自然流出者，称产后乳汁自出，又称"漏乳"、"产后乳汁自溢"、"产后乳汁自漏"等。西医学无此病名。如乳母体格健壮，乳汁丰富，乳胀或值哺乳时间乳汁自行溢出，或断乳之初，乳汁难断而自出者，均不为病。

（一）中医辨证论治

中医认为发病机理主要为胃气不固，乳失摄纳；或肝经郁热，迫乳自出。常见的证候如下：

1. 脾胃气虚型

【临床表现】乳汁自出，量少，质清稀，乳房柔软，神疲乏力，面色不华。舌淡，少苔，脉细弱。

【用药指导】益气固摄。可选用人参健脾丸、人参养荣丸、八珍颗粒、四君子丸、补中益气丸等。

2. 肝经郁热型

【临床表现】乳汁自出，量多，质浓稠，乳房胀硬疼痛，情志抑郁，胸胁胀满，烦躁易怒，口苦，小便短赤，大便秘结。舌红，苔薄黄，脉弦数。

【用药指导】舒肝解郁，清热敛乳。可选用加味逍遥丸、逍遥颗粒、柴胡舒肝丸等。

（二）西医治疗

1. 加强营养，保持精神愉快。

2. 哺乳结束后，手挤、用吸奶器或奶泵将乳房内的乳汁排空，减少乳汁流出。

十二、急性乳腺炎

急性乳腺炎为乳腺的急性化脓性炎症，多发生于产后哺乳的妇女，以初产妇多见，好发于产后 3～4 周，是乳房疾病中的常见病，系由细菌感染所致。主要表现为局部的红、肿、热、痛和恶寒、发热等全身中毒症状，若不及时治疗，可形成脓肿，给患者造成痛苦，严重影响产后哺乳及产妇的恢复。中医称本病为"乳痈"、"妒乳"，又名"外吹乳痈"。

（一）中医辨证论治

中医学认为，本病多为产后饮食不节，嗜食肥甘厚腻，胃热蕴滞，肝胃不和，外加火毒内侵；或小儿口气焮热，内热与外邪相搏，蒸腐瘀乳，积而成脓，发为乳痈；或肝郁气滞，疏泄失职，使乳络不畅，乳管阻滞，败乳蓄积，化热而成痈肿。常见的证候如下：

1. 淤乳期

【临床表现】乳房肿胀疼痛，皮肤微红或不红，肿胀或有或无，排乳不畅。伴有恶寒，发热，口渴烦躁，厌食，便干。舌红，舌苔薄黄或黄腻，脉浮数或弦数。

【用药指导】清热解毒，行气散瘀止痛。可选用清热化毒丸。

2. 成脓期

【临床表现】乳房胀痛剧烈，皮肤焮红，肿块逐渐增大，跳痛拒按，壮热不退，口渴喜饮，或烦躁汗出。舌质红，苔黄，脉弦数。

【用药指导】清热解毒，通乳透脓。可选用犀黄丸。

3. 溃脓期

【临床表现】乳房肿胀疼痛，热势可稍减，乳房破溃流脓，脓液黏稠，并可自乳头流出脓汁样乳汁，脓出后破口逐渐愈合。若破溃后脓出不畅，肿痛不减，身热不退，疮口经久难愈，伴神疲、体倦。舌质淡红，苔薄白，脉沉。

【用药指导】补气养阴，清除余毒。可选用十全大补丸、人参养荣丸、生脉饮等。

(二) 西医治疗

1. 药物治疗

应根据细菌的敏感程度选择抗生素。可用青霉素每日320万~960万U，静脉点滴。或先锋青霉素类，每日2~6g，静脉点滴。

2. 手术切开引流

已形成脓肿，应及时排脓，较小的脓肿可局部穿刺抽出脓液，并向脓腔注入抗生素，每日1次，至局部无积脓为止。较大脓肿应及时切开引流，切口要充分，自乳晕向外做放射状切开，避免切开乳晕或损伤乳腺管，并置橡皮胶条引流。如脓肿较深，则应于乳腺下缘做弧形切开，但切勿伤及乳腺管。

第三节 月 经 病

一、崩漏（无排卵性功血）

崩漏是指妇女在非行经期间阴道大量出血或持续淋漓不断者，前者称"崩中"、或"经崩"，后者称"漏下"、或"经漏"。崩与漏出血情况虽不同，然二者常交替出现，且其病因病机基本一致，故概称崩漏。本病属妇科常见病，也是疑难急重病证，是因肾－天癸－冲任－胞宫生殖轴的严重紊乱，引起月经的周期、经期、经量的严重失调。

（一）中医辨证论治

崩漏是中医妇科临床的疑难重症。故治疗亦当本着"急则治其标、缓则治其本"的原则，灵活掌握"塞流"、"澄源"、"复旧"三法进行治疗。塞流，即止血以固本。暴崩之际，急当止血防脱，常用固气摄血，收敛固涩止血。澄源，是辨证求因，澄清本源之意，乃治疗崩漏的重要阶段。复旧，乃为调理善后之治，治崩漏三法不可截然分割，塞流需澄源，澄源当固本。治崩宜升提固涩，不宜辛散行血；治漏宜养血理气，不可偏于固涩。常见的证候如下：

1. 虚热型

【临床表现】阴道不规则出血，量多势急，或淋漓不净，血色鲜红、质稠，五心烦热，小便色黄，大便干结。舌嫩红，苔薄黄，脉细数。

【用药指导】养阴清热，固冲止血。可选用固经丸、安坤颗粒、葆宫止血颗粒均可加服蹄甲多肽片。

2. 实热型

【临床表现】阴道不规则出血，量多势急，或淋漓日久不断，色深红，质稠，面红目赤，口渴烦热，小便色黄，大便秘结。舌红，苔黄，脉洪数。

【用药指导】清热凉血，固冲止血。可选用犀角地黄丸、四红丸、止血灵胶囊、断血流片、宫血宁胶囊、紫地宁血散、荷叶丸。

3. 肾阳虚型

【临床表现】阴道不规则出血，量或多或少，色淡，质清，畏寒肢冷，面色晦黯，腰腿酸软。舌质淡，苔薄白，脉沉细。

【用药指导】温肾益气，固冲止血。可选用强肾片、五子衍宗丸、金匮肾气丸、右归胶囊合蹄甲多肽片。

4. 肾阴虚型

【临床表现】阴道不规则出血，量少，或淋漓不净，色鲜红、质黏稠，头晕耳鸣，腰膝酸软。舌质红，少苔，脉细数。

【用药指导】滋肾益阴，固冲止血。可选用左归丸、妇科止血灵合蹄甲多肽片。

5. 脾虚型

【临床表现】阴道不规则出血，淋漓不止，色淡、质稀，神倦懒言，面无血色。舌淡，苔白，脉缓无力。

【用药指导】补气摄血，固冲止崩。可选用定坤丸、补中益气丸、人参归脾丸、黄芪颗粒合血安胶囊、宫血停颗粒。

6. 血瘀型

【临床表现】阴道不规则出血，量多势急，或淋漓不断，或月经干净数日又忽然出血，色黯、质稠，夹有血块，小腹刺痛，块下则减。舌紫黯，苔薄白，脉涩。

【用药指导】活血化瘀，固冲止血。可选用云南白药胶囊、止血宁片、独一味胶囊、龙血竭片。

（二）西医治疗

1. 一般治疗

贫血者应补充铁剂、维生素 C 和蛋白质，严重贫血需输血。流血时间长者给予抗生素预防感染。出血期间应加强营养，避免过度劳累和剧烈活动，保证充分休息。

2. 药物治疗

青春期及生育期无排卵性功血以止血、调整周期、促排卵为主；绝经过渡期功血以止血、调整周期、减少经量、防止子宫内膜病变为治疗原则。常采用性激素药物止血和调整月经周期。出血期可辅以促进凝血和抗纤溶药物，促进止血。

（1）止血：根据出血量选择合适的制剂和使用方法。对大量出血患者，应在 8 小时内明显见效，24～48 小时内出血基本停止；若在 96 小时以上仍不止血，应考虑更改功血的诊断。

①联合用药：性激素联合用药的止血效果优于单一药物。对出血量不太多并有轻度贫血的青春期功血患者，在月经第 1 日即口服复方低剂量避孕药，共 21 日，停药 7 日，共 28 日为 1 周期。对急性大出血者，可以采用复方单项口服避孕药，第 6～8 小时 1 次，血止后第 3 日递减 1/3 量直至维持量（每日 1 片），共 20 日停药。

②雌激素：应用大剂量雌激素可使子宫内膜迅速生长，短期内修复创面而止血，用于大量急性出血而有明显贫血的青春期功血者。可用补佳乐 1～2mg，每 6～8 小时 1 次，血止后第 3 日递减 1/3 量，维持在每日 1mg，至下次月经周期前 2～3 日即停药。

③孕激素：在体内有一定雌激素水平的患者，使用孕激素治疗，使增殖或增生的子宫内膜转变为分泌期内膜，在停药后内膜将全部脱落，形成月经样撤退性出血，然后在自身的雌激素影响下，使子宫内膜修复而止血，因此临床上又称"药物刮宫"。可用地屈孕酮片，每日2次，每次1片，共7~10天；或黄体酮胶丸100mg口服，早晚各1次，连服3~6天。

④雄激素：雄激素有对抗雌激素、抑制子宫内膜生长，增加子宫肌肉及子宫血管紧张力的作用，从而改善盆腔出血，减少出血。常用药物丙酸睾酮25~50mg，每日1次，肌注，连续3~5日后改为每3日1次，1个月为1个疗程，连续2~3个疗程。本法适应于绝经过渡期出血不多者。

⑤其他：非甾体类抗炎药和其他止血药物，如选用卡巴克洛、酚磺乙胺等减少血管通透性，氨甲环酸、对羧基苄氨等可抑制纤溶酶，有减少出血的辅助作用，不能控制子宫内膜的剥脱过程，因此不能赖以止血。

（2）调整月经周期：

①雌、孕激素序贯法：即人工周期，通过模拟自然周期中卵巢的内分泌变化，将雌孕激素序贯运用，使子宫内膜发生相应的变化，引起周期性的脱落。适宜青春期功血或生育期功血内源性雌激素水平较低者。自撤药性出血第5日开始用药，生理替代全量补佳乐2mg，每晚1次，连服20日，在服用雌激素以后的第10日加用地屈孕酮片，每日2次，每次20mg，连续使用3个周期为1个疗程。

②雌、孕激素联合法：开始即用孕激素以限制雌激素的促内膜生长作用，使撤药性出血逐步减少，其中雌激素可以预防孕激素的突破性出血。适应于生育期功血内源性雌激素水平较高者或绝经过渡期功血。用口服避孕药自血止周期撤药性出血的第5日起每晚1次，连服3周，1周为撤药性出血的间隔，

连续 3 个周期为 1 个疗程。

③后半周疗法：适应于青春期或绝经过渡期功血患者。可在月经周期后半周服用地屈孕酮片，每日 2 次，每次 20mg，连用 10 日，连续 3 个周期为 1 疗程。

（3）促排卵：

①克罗米芬：适用于有一定内源性雌激素水平的无排卵者，是最常用的促排卵药物。一般在月经第 5 天开始，每日 50mg～150mg，连用 5 日。

②促性腺激素：适用于低促性腺激素及氯米芬排卵失败者。尿促性腺素（HMG）或 FSH 一般每日剂量 75～150U，于撤药性出血 3～5 日开始，连续 7～12 日待优势卵泡达成熟标准时，再使用 HCG5000～10000U 促排卵。

③促性腺激素释放激素（GnRH）：本药是天然十肽，利用天然制品促排卵，是用脉冲皮下注射或静脉给药，适用于下丘脑无排卵。

二、月经先期

月经周期提前 7 天以上，甚至十余日一行，连续两个周期以上者称为"月经先期"，既往亦称"经期超前"、"经行先期"、"经早"、"经水不及期"。

月经先期属于以周期异常为主的月经病，常与月经过多并见，严重者可发展为崩漏，应及时进行治疗。西医学功能失调性子宫出血和盆腔炎等出现月经提前符合本病证者可按本病治疗。

本病的病因病机，主要是气虚和血热。气虚则统摄无权，冲任不固；血热则热伏冲任，伤及子宫，血海不宁，均可使月经先期而至。常见的证候如下：

1. 脾气虚型

【临床表现】月经周期提前 7 天以上，或伴经量增多，色淡红，质清稀。精神倦怠，气短懒言，小腹空坠，食欲较差，便稀。舌淡红，苔薄白，脉细弱。

【用药指导】补脾益气，摄血调经。可选用人参归脾丸、补中益气丸、乌鸡白凤丸合蹄甲多肽片、宫血停颗粒。

2. 肾气虚型

【临床表现】月经周期提前 7 天以上，经量或多或少，色呈咖啡色，质清稀。腰膝酸软，头晕耳鸣，面色晦黯。舌淡黯，苔白润，脉沉细。

【用药指导】补益肾气，固冲调经。可选用参茸卫生丸、金匮肾气丸、强肾片合蹄甲多肽片。

3. 阳盛血热型

【临床表现】月经周期提前 7 天以上，量多，色深红或紫红，质黏稠。或伴心烦，面红口干，小便色红，大便干燥。舌质红，苔黄，脉数或滑数。

【用药指导】清热凉血调经。可选用宫血宁胶囊、荷叶丸、四红丸、大蓟止血片。

4. 阴虚血热型

【临床表现】月经周期提前 7 天以上，经量少或多，色红，质稠。或伴两颧潮红，手足心热，咽干口燥。舌质红，少苔，脉细数。

【用药指导】养阴清热调经。可选用葆宫止血颗粒、知柏地黄丸。

5. 肝郁血热型

【临床表现】月经周期提前 7 天以上，经量或多或少，经色深红或紫红，质稠，或有血块。或伴有下腹胀痛，或乳房胀痛，或烦躁易怒，口苦咽干。舌红，苔薄黄，脉弦数。

【用药指导】疏肝清热，凉血调经。可选用安坤颗粒、加味逍遥丸。

三、月经后期

月经周期延后 7 天以上，甚至 3 ~ 5 个月一行者，称为"月经后期"。既往亦称"经行后期"、"月经延后"、"月经落后"、"经迟"等。月经后期如伴经量过少，常可发展为闭经。

（一）中医辨证论治

中医认为本病的发病机理有虚实之别。虚者多因肾虚、血虚、虚寒导致精血不足，冲任不充，血海不能按时满溢而经迟；实者多因血寒、气滞等导致血行不畅，冲任受阻，血海不能如期满盈，致使月经后期而来。常见的证候如下：

1. 肾虚型

【临床表现】月经推迟 7 天以上，量少，色呈咖啡色，质稀。腰膝酸软，头晕耳鸣，面色晦黯。舌淡，苔薄白，脉沉细。

【用药指导】补肾养血调经。可选用强肾片、五子衍宗口服液、金匮肾气丸、六味地黄丸、右归胶囊。

2. 血虚型

【临床表现】月经推迟 7 天以上，量少，色淡质稀，小腹隐痛，面无血色，头晕眼花，心慌失眠，四肢发麻。舌淡，苔薄白，脉细弱。

【用药指导】补血益气调经。可选用复方阿胶浆、人参养荣丸、八珍益母丸、当归养血丸、养血当归糖浆。

3. 虚寒型

【临床表现】月经推迟 7 天以上，量少，色淡质稀，小腹隐痛，喜温喜按，手足不温，面色不华，腰酸乏力，带下质稀，小便清长，大便稀。舌淡，苔白，脉沉迟或细弱。

【用药指导】扶阳祛寒调经。可选用艾附暖宫丸、复方鹿胎丸、乌鸡白凤丸。

4. 实寒型

【临床表现】月经推迟 7 天以上，量少，色黯有血块，小腹冷痛拒按，得热痛减，怕冷，四肢发凉，面色青白。舌黯，苔白，脉沉紧或沉迟。

【用药指导】温经散寒调经。可选用活血调经丸、少腹逐瘀颗粒、妇科万应膏。

5. 气滞型

【临床表现】月经推迟 7 天以上，或时多时少，色黯红，有血块，小腹或乳房胀痛，伴抑郁烦躁。舌质红，苔薄白，脉弦。

【用药指导】理气行滞调经。可选用逍遥颗粒、加味逍遥丸、七制香附丸、柴胡舒肝丸、九制香附丸。

四、月经先后不定期

月经周期时或提前时或延后 7 天以上，连续 3 个月经周期以上者，称为"月经先后无定期"，亦有称"经水先后无定期"、"月经愆期"、"经乱"等。

本病若伴月经量增多及经期延长，常可发展为崩漏。西医学功能失调性子宫出血出现月经先后无定期征象者可按本病治疗。

（一）中医辨证论证

本病的发病机理，主要是肝肾功能失调，冲任功能紊乱，血海蓄溢失常。常见的证候如下：

1. 肝郁型

【临床表现】月经周期时提前时推迟超过 7 天，经量或多或少，色暗红，有血块，胸胁、小腹、乳房胀痛，情绪抑郁，常叹息，胃胀，食欲差。舌质淡，苔薄白，脉弦。

【用药指导】疏肝理气调经。可选用加味逍遥丸、逍遥颗粒、七制香附丸。

2. 肾虚型

【临床表现】月经周期时提前时推迟超过 7 天，经量少，色淡黯，质稀，伴腰膝酸软，眩晕耳鸣，或尿频。舌淡黯，苔薄白，脉沉细。

【用药指导】补肾调经。可选用五子衍宗丸、强肾片、右归胶囊。

五、经期延长

月经周期基本正常，行经时间超过 7 天以上，甚或淋漓半月方净者，称为"经期延长"，亦称"月水不断"、"经事延长"等。

西医学之排卵性功能失调性子宫出血病的黄体萎缩不全、盆腔炎等疾病及计划生育手术后引起的经期延长可参照本病治疗。

（一）中医辨证论治

本病的发病机理多由气虚冲任失约；或热扰冲任，血海不宁；或瘀阻冲任，血不循经所致，常见的证候如下：

1. 血瘀型

【临床表现】月经持续超过 7 天，量少或多，色紫黯有块，小腹疼痛拒按。舌质紫黯，或有瘀斑瘀点，脉弦涩。

【用药指导】活血化瘀止血。可选用血府逐瘀口服液、云南白药胶囊、独一味、龙血竭片、云南白药胶囊。

2. 阴虚血热型

【临床表现】月经持续超过 7 天，量少，色红，质稠，咽干口燥。或有面红潮热，或见手足心热。舌红，少苔，脉细数。

【用药指导】养阴清热止血。可选用宫血宁胶囊、安坤颗粒、葆宫止血颗粒、左归丸。

3. 气虚型

【临床表现】月经持续超过 7 天，量多，色淡，质稀，倦怠乏力，气短懒言，小腹坠胀，面色㿠白。舌淡，苔薄，脉缓弱。

【用药指导】补气摄血，固冲调经。可选用补中益气丸、人参归脾丸、八珍颗粒、安坤赞育丸、宫血停颗粒。

六、月经过多

月经量较正常明显增多，而周期基本正常者，称为"月经过多"，亦有称"经水过多"。一般认为月经量以 30 ~ 80ml 为适宜，超过 100ml 为月经过多。本病可与周期、经期异常并发，如月经先期、月经后期、经期延长伴量多，尤以前者为多见。

西医学排卵性功能失调性子宫出血、子宫肌瘤、盆腔炎、子宫内膜异位症等疾病及宫内节育器引起的月经过多，可参考本病治疗。

（一）中医辨证论治

月经过多的主要病机是冲任不固，经血失于制约。常见的证候如下：

1. 气虚型

【临床表现】月经量多，色淡，质稀，疲倦乏力，小腹坠，气短懒言，食欲差，大便稀。舌淡红，苔薄白，脉缓弱。

【用药指导】治宜：补气摄血固冲，可选用人参归脾丸、补中益气丸、黄芪颗粒合蹄甲多肽片、宫血停颗粒。

2. 血热型

【临床表现】月经量多，色深红，质稠，心烦，口渴喜冷饮，小便黄，大便干。舌红，苔黄，脉滑数。

【用药指导】治宜：清热凉血、固冲止血，可选用犀角地黄丸、荷叶丸、宫血宁胶囊、葆宫止血颗粒。

3. 血瘀型

【临床表现】月经量多，色紫黯，有血块，经行小腹疼痛拒按。舌紫黯或有瘀点，脉涩。

【用药指导】治宜：活血化瘀止血，可选用妇科得生丸、复方益母草膏、血府逐瘀口服液、云南白药胶囊、龙血竭片。

七、月经过少

月经周期正常，月经量明显减少，或行经时间不足2天，甚或点滴即净者，称为"月经过少"。古籍有称"经水涩少"、"经水少"、"经量过少"。一般认为月经量少于20ml为月经过少。本病一般周期尚正常，但有时也与周期异常并见，如先期伴量少，后期伴量少，后者往往为闭经的前驱症状。

西医学中子宫发育不良、性腺功能低下等疾病及计划生育手术后导致的月经过少可参照本病治疗。

（一）中医辨证论治

本病发病机理有虚有实。虚者多因精亏血少，冲任血海亏虚，经血乏源；实者多由瘀血内停，或痰湿阻滞，冲任壅塞，血行不畅而月经过少。常见的证候如下：

1. 肾虚型

【临床表现】月经量少，色淡、质稀，腰酸腿软，头晕耳鸣，夜尿多。舌淡，苔薄白，脉沉细。

【用药指导】治宜：补肾益精、养血调经，可选用五子衍宗丸、强肾片、右归胶囊、参茸卫生丸、定坤丸、鹿胎膏。

2. 血虚型

【临床表现】月经量少，色淡红，质稀，头晕眼花，心慌失眠，面色萎黄，或经行小腹坠。舌淡，苔薄，脉细无力。

【用药指导】治宜：养血益气调经，可选用安坤赞育丸、乌鸡白凤丸、八珍颗粒、八珍益母丸、当归补血丸、复方阿胶浆。

3. 血瘀型

【临床表现】月经量少，色紫黯，有小血块，小腹疼痛拒按。舌黯红，或有瘀点，脉弦或涩。

【用药指导】治宜：活血化瘀调经，可选用血府逐瘀口服液、妇科得生丸、复方益母草膏、少腹逐瘀颗粒、益母草颗粒。

4. 痰湿型

【临床表现】月经量少，色淡红，质稀或黏稠，夹杂黏液。形体肥胖，带下量多黏稠。舌淡胖，苔白腻，脉滑。

【用药指导】化痰燥湿调经。可选用二陈丸。

八、排卵期出血

两次月经中间，出现周期性的少量阴道出血者，称为经间期出血。

西医学排卵期出血可参照本病治疗，若出血量多，出血期延长、失治误治则常可发展为崩漏。

（一）中医辨证论治

中医学认为经间期是继经后期由阴转阳，由虚至盛之时期，这是月经周期中一次重要的转化。若体内阴阳调节功能正常者，自可适应此种变化，无特殊证候。若肾阴不足，或由湿热内蕴；或瘀阻胞络，当阳气内动之时，阴阳内动之时，阴阳转化不协调，阴络易伤，损及冲任，血海固藏失职，血溢于外，酿成经间期出血。常见的证候如下：

1. 肾阴虚型

【临床表现】经间期阴道出血，量少，色鲜红，质黏稠，腰骶酸软，头晕耳鸣，手足心热。舌红，少苔，脉细数。

【用药指导】滋肾养阴，固冲止血。可选用葆宫止血颗粒、左归丸合蹄甲多肽片。

2. 湿热型

【临床表现】经间期出现点滴阴道出血，色黯红、质稠，或白带中夹血，腰骶酸痛。舌质淡，苔黄腻，脉濡或滑数。

【用药指导】清利湿热，固冲止血。可选用经带宁胶囊、二妙丸、宫血宁胶囊。

3. 血瘀型

【临床表现】经间期出血量少或多少不一，色紫黑或有血块，少腹两侧或一侧胀痛或刺痛。情志抑郁，胸闷烦躁。舌质紫黯或有瘀斑，脉细弦。

【用药指导】化瘀止血。可选用妇科得生丸、云南白药胶囊、独一味、龙血竭片。

九、闭经

闭经是妇科疾病中的常见症状，并非一种独立疾病。通常将闭经分为原发性闭经和继发性闭经。原发性闭经是指年满16岁、女性第二性征出现但月经从未来潮者，或年满14岁仍无女性第二性征发育者，约占5%。继发性闭经是指正常月经发生后出现月经停止6个月以上，或根据自身月经周期计算停经3个周期以上者，占95%。青春期前、妊娠期、哺乳期以及绝经后期的月经不来潮均属生理现象，不属本节范畴。闭经病因复杂，影响身心健康，应确定病变部位和疾病种类，对因治疗。

（一）中医辨证论治

月经是血海满而溢，其产生是脏腑、天癸、气血、冲任共同协调作用于胞宫的结果。肾、天癸、冲任、胞宫是产生月经的主要环节，因此其中任何一个环节发生功能失调都可导致血海不能满溢。但其原因归纳起来不外虚实两端。虚者，多因肾气不足，冲任虚弱；或肝肾亏损，精血不足；或脾胃虚弱，气血乏源；或阴虚血燥等；导致精血亏少，冲任血海空虚，源断其流，无血可下，而致闭经；实者，多为气血阻滞，或痰湿流注下焦，使血流不通，冲任受阻，血海阻隔，经血不得下行而成闭经。常见的证候如下：

1. 肾气亏虚型

【临床表现】年满十六周岁尚未行经，或初潮较晚，月经量少，经期延后，渐至闭经，头晕耳鸣，腰腿酸软。舌质淡，少苔，脉沉细。

【用药指导】补肾益气、调理冲任。可选用强肾片、五子衍宗丸、金匮肾气丸、右归胶囊。

2. 气血虚弱型

【临床表现】月经后期，量少，色淡、质稀，渐至闭经，头晕眼花，神疲肢倦。舌淡红，苔薄白，脉沉细。

【用药指导】益气养血调经。可选用十全大补丸、八珍颗粒、八珍益母丸、人参养荣丸、复方阿胶浆。

3. 阴虚血燥型

【临床表现】经血由少渐至闭经，五心烦热，两颧潮红，或骨蒸劳热，或咳嗽，咯血。舌红，少苔，脉细数。

【用药指导】养阴清热调经。可选用大补阴丸、六味地黄丸、麦味地黄丸、左归丸。

4. 气滞血瘀型

【临床表现】月经数月不行，精神抑郁，烦躁易怒，小腹胀痛。舌紫黯，有瘀点，脉沉弦或沉涩。

【用药指导】理气活血、祛瘀通经。可选用通经甘露丸、大黄䗪虫丸、血府逐瘀口服液。

5. 痰湿阻滞型

【临床表现】月经停闭，呕恶痰多，神疲倦怠，或面浮肢肿，或带下量多，色白，质黏稠，大便稀，有便不净之感。舌体胖嫩，苔腻，脉沉缓或滑。

【用药指导】健脾燥湿化痰，活血调经。可选用礞石滚痰丸、二陈丸。

6. 寒凝血瘀型

【临床表现】以往月经正常，突然经闭，数月不行，小腹疼痛拒按，得热痛减，四肢不温，或带下量多，色白。舌质淡或紫黯，或边有瘀点，脉沉涩。

【用药指导】温经祛寒，活血化瘀。可选用艾附暖宫丸、暖宫孕子丸、少腹逐瘀颗粒。

（二）西医治疗

1. 全身治疗

疏导神经精神应激引起的精神心理病变，以消除患者精神紧张、焦虑及应激状态。

2. 药物治疗

（1）孕激素：适应于体内雌激素水平降低所引起的一般性闭经。常用黄体酮 20mg，肌肉注射，每日 1 次，连用 5 日；或地屈孕酮片 20mg，每日 2 次，口服，连用 10 日，停药后 3～5 日可出现撤退性出血。

（2）雌激素：适应于卵巢性闭经及某些性发育异常者。补佳乐 1mg，口服，每日 1 次，连服 20 日，第 21 日开始口服黄体酮胶丸 100mg，每日 2 次，连用 3 日，撤退性出血第 5 天重复使用此方法，连续 3～6 个周期。

（3）人工周期疗法：适用于卵巢性闭经及某些性发育异常者，补佳乐 1mg，每日 1 次，连服 20 日，第 21 日开始肌肉注射黄体酮 20mg，每日 1 次，连用 3 日，撤退性出血第 5 天重复使用此方法，连续 3~6 个周期。

（4）雌、孕激素合并：适应于多囊卵巢综合征引起的闭经。口服避孕药如克龄蒙等，每晚 1 次，自月经第 5 日开始服用，连服 22 日停药，连续 3~6 个疗程。

十、痛经

痛经为伴随月经的疼痛，可在月经前后或行经期出现腹痛、腰酸、下腹坠痛或其他不适，影响生活和工作。痛经分为原发性与继发性两种；原发性痛经多属功能性，多发生于初潮后的几年内；继发性痛经常是由盆腔器质性疾病导致。

（一）中医辨证论治

中医称之为"经行腹痛"，认为本病的病机有虚实之分。实者为气血不通，瘀阻冲任、子宫、胞脉，经血流通受阻，不通则痛。引起其病机变化的主要因素有寒凝、湿热、气滞等。而虚者为冲任、胞宫、胞脉失煦或失于濡养，不荣则痛。常见的证候如下：

1. 寒凝血瘀型

【临床表现】经前或经期出现下腹冷痛或绞痛，疼痛拒按，热敷可缓解疼痛，部分患者自觉手足发凉。伴有月经量少，色黯，有血块。舌质黯，苔白腻，脉沉紧或沉弦。

【用药指导】温经散寒，化瘀止痛。可选用少腹逐瘀颗粒、艾附暖宫丸、痛经宝颗粒、妇女痛经丸。

2. 气滞血瘀型

【临床表现】经前或经期出现下腹胀痛，疼痛拒按，可有胸胁、乳房胀痛。伴有月经量少，或经量时多时少，色紫黯，有血块。舌质紫黯，脉弦。

【用药指导】行气化瘀止痛。可选用血府逐瘀胶囊、痛经口服液、田七痛经胶囊、月月舒冲剂、妇科得生丸、元胡止痛片、七制香附丸。

3. 湿热郁结型

【临床表现】经前或经期出现下腹灼痛，疼痛拒按，可有腰骶疼痛，低热。伴有月经色黯，质黏稠，有血块。平时带下量多，色黄，质黏稠，有味。舌质红，苔黄腻，脉弦数。

【用药指导】清热除湿，化瘀止痛，可选用花红片、经带宁胶囊。

4. 阳虚内寒型

【临床表现】经期或经后出现下腹冷痛，按揉或热敷后疼痛缓解。伴有月经量少，色淡黯，腰膝酸冷，小便清长。舌质淡黯，苔白润，脉沉。

【用药指导】温经暖宫止痛。可选用益坤丸、参桂调经丸、右归丸、温经养血合剂。

5. 气血虚弱型

【临床表现】经后下腹隐痛，或小腹及阴部有下坠感，按揉后症状缓解，可有神疲乏力，气短懒言，食欲差，大便稀。月经量少，色淡，质稀薄。舌质淡，苔薄白，脉细弱。

【用药指导】益气养血止痛。可选用八珍颗粒、宁坤养血丸、妇康宁片、八珍益母丸。

6. 肝肾虚损型

【临床表现】经后一两日内出现小腹隐痛，腰酸痛。月经量少，色淡黯，质稀，潮热，头晕耳鸣。舌淡红，苔薄白，脉细弱。

【用药指导】滋补肝肾，缓急止痛，可选用乌鸡白凤丸、左归丸、定坤丸。

（二）西医治疗

1. 一般治疗

应重视精神心理治疗，阐明月经期轻度不适是生理反应，必要时可给予镇痛、镇静、解痉治疗。另外低脂的素食和鱼油可以减少某些妇女的痛经。

2. 药物治疗

（1）前列腺素合成酶抑制剂：布洛芬 200～400mg，每日 3～4 次。

（2）抑制排卵药：通过抑制下丘脑－垂体－卵巢轴，抑制排卵，从而预防痛经，口服避孕药疗效可达 90% 以上。主要适用于要求避孕的患者。

十一、多囊卵巢综合征

多囊卵巢综合征是一种生殖功能障碍与糖代谢异常并存的内分泌紊乱综合征。持续性无排卵、雄激素过多和胰岛素抵抗是其重要特征。

（一）中医辨证论治

中医古籍对本病无专门记载，但根据其症状可归于"月经量少"、"月经后期"、"闭经"、"不孕"、"崩漏"等病范畴。中医认为本病的病因为禀赋不足，素体亏虚，饮食劳倦，情志刺激等，而导致肝、脾、肾功能的失调；病变脏器重在脾、肾，涉及于肝。常见的证候如下：

1. 痰湿内停型

【临床表现】形体肥胖，倦怠乏力，多懒动，胸闷气短，食欲差，毛发偏多，便秘，闭经不孕，平时分泌物多，或见腹中包块，按之疼痛。舌体胖大，边有齿痕，或舌质紫黯，舌苔厚腻，脉滑或滑。

【用药指导】燥湿化痰，益气健脾。可选用二陈丸。

2. 肝郁化火型

【临床表现】形壮体胖，面目红赤，痤疮多，烦躁易怒，头痛眩晕，胸胁胀痛，失眠多梦，口干口苦，闭经，大便干。舌红，苔黄，脉弦数。

【用药指导】清肝泻火，佐以理气。可选用加味逍遥丸、龙胆泻肝丸。

3. 肾虚型

【临床表现】月经推迟，量少，色淡，质稀，渐至闭经，婚久不孕，头晕耳鸣，腰膝酸软，性欲淡漠。舌淡，苔白，脉细无力。

【用药指导】补肾益精。可选用强肾片、右归胶囊、五子衍宗丸。

4. 气滞血瘀型

【临床表现】月经延后，或量少不畅，经行腹痛，拒按，或闭经，婚后不孕，精神抑郁，胸胁胀满。舌质紫黯，或舌边尖有瘀点，脉沉弦或沉涩。

【用药指导】行气导滞，活血化瘀。可选用血府逐瘀口服液、少腹逐瘀颗粒等。

（二）西医治疗

1. 一般治疗

对肥胖的多囊卵巢综合征患者，应通过饮食控制，服用降代谢的减肥药，加强锻炼等以减轻体重，有利于降低胰岛素、睾酮、游离睾酮及雄烯二酮水平，努力使之恢复排卵，达到生育目的。

2. 药物治疗

（1）降低 LH 水平：

①口服避孕药：常用口服短效避孕药，周期性服用。用药

6～12 个周期可抑制毛发生长和治疗痤疮。避孕药可使卵巢和
肾上腺产生的雄激素降低。其中孕激素成分通过反馈作用抑制
LH 的异常高分泌，减少卵巢产生雄激素，而雌激素成分使性
激素结合球蛋白浓度增加，导致游离睾酮减少。

②醋酸甲羟孕酮：使用方法为每日 20～40mg 口服，或长
效制剂 150mg 肌注，每 6 周至 3 个月 1 次。其可直接影响下丘
脑 – 垂体轴，减少 GnRH 产生及促性腺激素的释放，使雄激素
及雌激素浓度降低。

③促性腺激素释放激素激动剂（GnRH – a）：主要药物如
达菲林 3.75mg，月经周期第 2 天皮下注射，每 28 日 1 次。
GnRH – α 可调节垂体 Gn 分泌，从而减少卵巢合成雄激素。

（2）降低血雄激素水平：

①糖皮质类固醇：常用地塞米松，每晚 0.25mg 口服，剂
量不宜超过 0.5mg/d，以防过度抑制垂体 – 肾上腺轴功能。

②酮康唑：使用方法 20mg，每日 1 次，可抑制类固醇形
成酶的细胞色素，降低睾酮、游离睾酮及雄烯二酮水平。

③螺内酯：抗雄激素时剂量为每日 50～200mg，治疗多毛
时需用药 6～9 个月。

④达英 – 35：每片含醋酸环丙孕酮 2mg、炔雌醇 35μg，
做周期疗法，即于出血第 1 日起，每日口服 1 片，连续 21 日，
共 3～6 个月。

（3）改善 PCOS 的胰岛素抵抗：二甲双胍为双胍类治疗非
胰岛素依赖型糖尿病，通过降低血胰岛素，可纠正 PCOS 患者的
高雄激素状态，改善卵巢排卵功能，提高促排卵治疗的效果。

（4）诱发排卵：由于 PCOS 患者诱发排卵时易发生卵巢过
度刺激综合征，必须加强预防措施。

3. 手术治疗

（1）腹腔镜手术：适用于严重 PCOS 对促排卵药物治疗无

效者。

（2）卵巢楔形切除术：剖腹探查后应先确定诊断，然后将双侧卵巢楔形切除1/3，以降低雄激素水平。

十二、经行乳房胀痛

每于行经前后，或正值经期，出现乳房作胀，或乳头胀痒疼痛，甚至不能触衣者，称"经行乳房胀痛"。西医学中属于经前期综合征。

（一）中医辨证论治

中医认为，经行乳房胀痛的发生，根据其发病部位、发病时间等应与肝、胃、肾有密切关系。本病发生多在经前或经期，而此时气血下注冲任血海，易使肝血不足，气偏有余。本病主要由肝失条达或肝肾失养所致。七情内伤，肝气郁结，气血运行不畅，脉络欠通，不通则痛；或肝肾亏虚，乳络失于濡养而痛。常见的证候如下：

1. 肝气郁结型

【临床表现】经前或经行乳房胀满疼痛，或乳头痒痛，甚则痛不可触衣。经行不畅，血色黯红，小腹胀痛，胸闷，精神抑郁，时叹息。舌苔薄白，脉弦。

【用药指导】疏肝理气，和胃通络。可选用逍遥颗粒、柴胡舒肝丸、七制香附丸；若见心烦易怒，口干口苦，可选用加味逍遥丸、乳块消颗粒、乳癖消颗粒。

2. 肝肾亏虚型

【临床表现】经行或经后两乳胀痛，乳房按之柔软无块，月经量少，色淡。两目干涩，咽干口燥，五心烦热，舌淡红或舌红，少苔，脉细数。

【用药指导】滋肾养肝，和胃通络。可选用六味地黄丸、左归丸配合逍遥颗粒，若出现五心烦热较明显，可选用六味地黄丸、左归丸配合加味逍遥丸。

（二）西医治疗

1. 一般治疗

先采用心理疏导及饮食治疗，若无效可给予药物治疗。

2. 药物

溴隐亭：可降低催乳素水平，减少乳房胀痛等。每次 1.25～2.5mg，每日 2 次，经前 14 日起服用，月经来潮则停药。

十三、经行头痛

每遇经期或经行前后，出现以头痛为主要症状，经后辄止者，称为"经行头痛"。

（一）中医辨证论治

本病属于内伤性头痛范畴，其发作与月经密切相关。因头为诸阳之会，五脏六腑之气皆上荣于头，足厥阴肝经会于巅，肝为藏血之脏，经行时气血下注冲任而为月经，阴血相对不足，故凡外感、内伤均可在此时引起脏腑气血失调而为患。常见的病因有情志内伤，肝郁化火，上扰清窍；或瘀血内阻，络脉不通；或素体血虚，经行时阴血更感不足，脑失所养。常见的证候如下：

1. 肝火型

【临床表现】经行头痛，甚或头顶掣痛，头晕目眩，月经量稍多，色鲜红。烦躁易怒，口苦咽干。舌质红，苔薄黄，脉弦细数。

【用药指导】清热平肝息风。宜选用松龄血脉康胶囊配合龙胆泻肝丸或加味逍遥丸、杞菊地黄丸。

2. 血瘀型

【临床表现】每逢经前、经期头痛剧烈，痛如锥刺，经色紫黯有块。伴小腹疼痛拒按，胸闷不舒。舌黯或尖边有瘀点，脉细涩或弦涩。

【用药指导】化瘀通络。可选用正天丸、通天口服液、血府逐瘀口服液。

3. 血虚证

【临床表现】经期或经后，头晕头部绵绵作痛，月经量少，色淡质稀。心悸少寐，神疲乏力。舌淡，苔薄，脉虚细。

【用药指导】养血益气。可选用养血清脑颗粒，若月经量多，或患者既往气血亏虚者，可配用八珍颗粒、四物合剂。

（二）西医治疗

1. 心理疏导

帮助患者调整心理状态，认识疾病和建立勇气及自信心。

2. 饮食调理

应选择：①高碳水化合物低蛋白饮食；②限制盐的摄入；③限制咖啡。

3. 药物治疗

前列腺素抑制剂：吲哚美辛25mg，每日3次。可缓解头痛、痛经。

十四、代偿性月经

每逢经行前后，或正值经期，出现周期性的吐血或衄血者，中医称"经行吐衄"。常伴经量减少，好似月经倒行逆上，亦有"倒经"、"逆经"之称。

（一）中医辨证论治

中医认为本病的起因，是由血热而冲气上逆，迫血妄行所致。出于口者为吐，出于鼻者为衄。临床以鼻衄为多，常见的证候如下：

1. 肝经郁火型

【临床表现】经前或经期吐血、衄血，量较多，色鲜红，月经可提前、量少甚或不行。心烦易怒，或两胁胀痛，口苦咽干，头晕耳鸣，尿黄便结。舌红，苔黄，脉弦数。

【用药指导】清肝调经。可选用龙胆泻肝丸或加味逍遥丸。

2. 肺肾阴虚型

【临床表现】经前或经期吐血、衄血，量少，色黯红，月经每提前、量少。平素可有头晕耳鸣，手足心热，两颧潮红，潮热咳嗽，咽干口渴。舌红或绛，苔花剥或无苔，脉细数。

【用药指导】滋阴养肺。可选用左归丸、六味地黄丸配合裸花紫珠片。

（二）急症处理

出血量多时应及时止血，吐血可口服大黄粉，或田七粉，或云南白药。衄血可用纱条压迫鼻腔部止血，加用1%麻黄素滴鼻。

十五、经行泄泻

每值行经前后或经期，大便溏薄，甚或水泻，日解数次，经净自止者，称为"经行泄泻"。本病属西医学之"经前期综合征"的范畴。

（一）中医辨证论治

中医学认为本病的发生主要责之于脾胃虚弱。脾主运化，肾主温煦，为胃之关，主司二便。若二脏功能失于协调，脾气虚弱或肾阳不足，则运化失司，水谷精微不化，水湿内停。经行之际，气血下注冲任，脾肾益虚而致经行泄泻。常见的证候如下：

1. 脾虚型

【临床表现】月经前后，或正值经期，大便溏泄，经行量多，色淡质薄，脘腹胀满，疲乏肢软，或面浮肢肿。舌淡红，苔白，脉濡缓。

【用药指导】健脾渗湿，理气调经。可选用参苓白术丸、人参健脾丸。

2. 肾虚型

【临床表现】经行或经后，大便泄泻，或五更泄泻，经色淡，质清稀。腰膝酸软，头晕耳鸣，畏寒肢冷。舌淡，苔白，脉沉迟。

【用药指导】温阳补肾，健脾止泻。可选用四神丸、金匮肾气丸、强肾片。

十六、围绝经期综合征

围绝经期是指妇女自生殖年龄过渡到无生殖能力年龄的生命阶段，包括从出现与绝经有关的内分泌、生物学和临床特征起，至最后一次月经后一年。围绝经期综合征是指妇女绝经前后出现性激素波动或减少所致的一系列躯体及心理症状。

（一）中医辨证论治

中医称之为"绝经前后诸证"，亦称"经断前后诸证"，主要表现为围绕月经紊乱或绝经出现如烘热汗出、烦躁易怒、潮热面红、眩晕耳鸣、心悸失眠、腰背酸楚、面浮肢肿、皮肤蚁行样感、情志不宁等症状。这些症状往往三三两两，轻重不一，参差出现，持续时间或长或短，短者仅数月，长者迁延数年。甚者可影响生活和工作，降低生活质量，危害妇女身心健康。

中医认为妇女在绝经前后，肾气渐衰，天癸渐竭，冲任二脉虚衰，月经将断而至绝经，生殖能力降低而至消失，此本是妇女正常的生理衰退变化。但由于体质因素，肾虚天癸竭的过程加剧或加深，或工作和生活的不同境遇，以及来自外界的种种环境刺激等的影响，难以较迅速地适应这一阶段的过渡，使阴阳失去平衡，脏腑气血不相协调，因而围绝经前后出现诸多的证候。常见的证候如下：

1. 肾阴虚型

【临床表现】绝经前后，月经紊乱，色鲜红，量或多或少，潮热汗出，头晕耳鸣，腰膝酸软，阴道干涩。舌红，少苔，脉细数。

【用药指导】滋养肾阴，佐以潜阳。可选用更年安片、坤宝丸、坤泰胶囊。

2. 肾阳虚型

【临床表现】绝经前后，月经紊乱或闭经，精神萎靡，形寒肢冷，面色晦黯。舌淡，苔薄，脉沉细无力。

【用药指导】温肾扶阳。可选用金匮肾气丸、强肾片、妇宁康片、龙凤宝胶囊。

3. 肾阴阳两虚型

【临床表现】绝经前后，头晕耳鸣，健忘，乍寒乍热，颜面烘热，汗出恶风，腰背冷痛，月经紊乱或闭经。舌质淡，苔薄白，脉沉细。

【用药指导】益阴扶阳。可选用左归丸、麦味地黄丸、六味地黄丸配合右归胶囊、强肾片、妇宁康片。

（二）西医治疗

1. 心理治疗

可辅助使用自主神经功能调节药物，如谷维素 20mg 口服，每日 3 次

2. 激素治疗

（1）单用雌激素：运用于子宫已切除的患者，天然类常首选倍美力、补佳乐等。

（2）单用孕激素：适用于有雌激素禁忌症，绝经过渡期，以调整不规则月经为主，常用的有安宫黄体酮、妇康片等。

（3）雌激素和孕激素合用：适用于有完整子宫者，主要防止子宫内膜增生和子宫内膜腺癌。常用的有克龄蒙、诺复康等。

（4）雌、孕、雄激素复方药物：适用于有完整子宫，身体瘦弱及骨密度低者，常用利维爱。

3. 非激素类药物

（1）维生素 D：适用于围绝经期妇女缺少户外活动者，每日口服 400 ~ 500U，与钙剂合用有利于钙的吸收完全。

（2）钙剂：可减缓骨质丢失，如氨基酸螯合剂胶囊，每日口服 1 粒（含 1g）。

（3）降钙素：是作用很强的骨吸收抑制剂，用于骨质疏松症。

（4）双磷酸盐类：可抑制破骨细胞，有较强的抗骨吸收作用，用于骨质疏松症。

十七、绝经后出血

绝经期妇女月经停止一年或一年以上者被称为绝经。绝经后又出现阴道流血者则称为绝经后出血。若因生殖器官恶性病变所致者，预后不良，应及时发现，采取相应措施。

（一）中医辨证论治

中医学称为"年老经水复行"，或"妇人经断复来"。中医认为本病的机理是肾气衰竭，天癸竭尽，冲任脉虚，以致胞宫失养，封藏失职，而致经断复来。亦可因脏腑功能失调，气血失常，阴阳虚损所致。常见的证候如下：

1. 肾阴虚型

【临床表现】经断复行，量少，色红，质稠，腰膝酸软，潮热盗汗，头晕耳鸣，口咽干燥。舌质偏红，少苔，脉细数。

【用药指导】滋阴清热，安冲止血。可选用葆宫止血颗粒、安坤颗粒或云南白药胶囊、断血流胶囊配合左归丸、六味地黄丸等。

2. 肝郁化火型

【临床表现】绝经后经断复行，量少，色红，质黏稠。胁肋胀痛，烦躁易怒，阴中灼热而痛，分泌物色黄。舌红，苔薄黄，脉细弦。

【用药指导】疏肝泄热，固冲止血。可选用宫血宁胶囊、云南白药胶囊、妇科止血宁配合加味逍遥丸或龙胆泻肝丸使用。

3. 湿热下注型

【临床表现】经断复来，色红或紫红，量较多，平时带下色黄有味，外阴及阴道瘙痒，口苦咽干，或小便短黄。大便不爽，疲惫无力，纳谷不馨，小便黄少。舌质偏红，苔黄腻，脉滑数。

【用药指导】清热利湿，止血凉血。可选用云南白药胶囊、断血流胶囊、宫血宁胶囊、宫血停颗粒配合经带宁胶囊、妇科千金片、妇平胶囊等使用。

4. 湿毒瘀结型

【临床表现】经断复来，量少，淋漓不断，夹有赤白带下，恶臭。小腹疼痛，低热起伏，形体消瘦。舌质黯，边有瘀点，苔白腻，脉细数。

【用药指导】利湿解毒，化瘀散结。可选用云南白药胶囊、宫血宁胶囊、宫血停颗粒配合桂枝茯苓胶囊使用。

（二）西医治疗

1. 止血治疗

若出血原因属体内雌激素波动而引起可采取如下治疗：

（1）出血多时可给以止血药止血。

（2）出血量大而反复出血者，在严格消毒下行诊刮术止血。

（3）由于外源性雌激素所致出血者应立即停药。

2. 病因治疗

良性器质性疾病引起的出血应针对病因进行治疗。

（1）治疗各种阴道炎症。

（2）宫颈息肉或黏膜下子宫肌瘤行手术摘除术。

3. 手术治疗

恶性肿瘤所致出血则确诊后进行手术切除。

第四节　妇科杂病

一、阴痒

妇女外阴及阴道瘙痒，甚则波及肛门周围，痒痛难忍，坐卧不宁，或伴有带下增多者，称为"阴痒"。

（一）中医辨证论治

本病的主要病机有虚实之分。实证多为湿热蕴结或感染病虫，湿热随经下注，蕴结阴器或病虫扰于阴部，发为阴痒。虚证多为肝肾阴虚，精血不足，化燥生风，使阴器不荣而作痒。此外，尚有肝郁脾虚，化火生湿，湿热内生的虚实夹杂证。常见的证候如下：

1. 脾虚湿热型

【临床表现】外阴瘙痒灼痛，或带下量多色黄，质偏稠，有味。或伴见脘闷纳呆，口腻口苦，肢体困重，大便不爽或干结。舌体胖大或有齿痕，质红，苔腻或黄腻，脉濡数或滑数。

【用药指导】健脾利湿，清热止痒。可选用立止白带丸、除湿白带丸、妇科白带膏、止带片。

2. 肝经湿热型

【临床表现】阴部瘙痒较甚，外阴红肿灼痛，白带量多，色黄，质稠，秽臭。或伴见胸胁胀痛，心烦易怒，口苦口腻，目赤肿痛，耳聋耳鸣，或有小便涩痛淋漓。舌质红，苔黄腻，脉弦数或滑数。

【用药指导】清肝泻热，除湿止痒。可选用四妙丸、抗宫炎片、妇宁栓、妇炎净胶囊、白带净丸、保妇康栓、洁尔阴洗液；若伴有烦躁易怒，口苦而干，可加用龙胆泻肝丸。

3. 血虚生风型

【临床表现】阴部瘙痒，干涩，夜晚尤重，白带少或全无，外阴皮肤或萎缩或皲裂，可伴头晕目眩，心悸失眠，全身皮肤干燥脱屑。舌质淡，苔薄白，脉细或沉细数。

【用药指导】养血润燥，祛风止痒。可选用四物合剂、八珍颗粒配合康妇软膏。

4. 肝肾阴虚型

【临床表现】阴部瘙痒，带下量少，色黄或夹血，外阴或萎缩，或增厚，或皲裂。可伴见头晕目眩，耳鸣，腰膝酸软，五心烦热，时有烘热汗出。舌红，少苔，脉细数。

【用药指导】滋阴降火，祛风止痒。可选用知柏地黄丸、千金止带丸、大补阴丸、妇科止带片。

（二）西医治疗

1. 内服药物治疗

（1）抗组胺类药：传统的抗组胺药物如氯苯那敏、苯海拉明、赛庚啶等均有镇静止痒作用，可用于本病的治疗。

（2）维生素 B_1、维生素 C、硫代硫酸钠、谷维素、溴剂、钙剂及镇静催眠剂等药物，可根据病情选择应用或与抗组胺类药物并用。

（3）性激素治疗：女性老年性瘙痒患者可外用倍美力霜。

2. 局部疗法

抗组胺药或三环类抗抑郁药的霜剂（多塞平霜）、0.025%~0.5%辣椒辣素霜以及各种皮质类固醇激素以及含止痒剂的炉甘石洗剂、含止痒剂的霜剂等进行治疗。

二、阴道炎

阴道炎分为滴虫性阴道炎、阴道假丝酵母菌病、细菌性阴道病及老年性阴道炎。

滴虫性阴道炎是由阴道毛滴虫感染而引起的阴道炎症，其表现为外阴及阴道口瘙痒，间或有灼热、疼痛，分泌物呈稀薄脓性、黄绿色、泡沫状、有臭味。取阴道分泌物生理盐水悬滴，显微镜下能见到呈波状运动的滴虫及增多的白细胞被推移，即可确诊。

阴道假丝酵母菌病是由假丝酵母菌引起的一种常见外阴阴道炎。其主要表现为外阴瘙痒、灼痛，还可伴有尿频、尿痛及性交痛，部分患者阴道分泌物增多，呈凝乳或豆渣样。阴道分泌物生理盐水悬滴，显微镜下找到芽孢和假菌丝即可诊断。

细菌性阴道病为阴道内正常菌群失调所致的一种混合感染。多发生在性活跃期妇女，部分患者无症状，有症状者主要表现为阴道分泌物增多，有鱼腥臭味，性交后加重，可伴有轻度外阴瘙痒或烧灼感。分泌物呈灰白色，均匀一致，稀薄（细菌性阴道炎临床诊断标准有 4 项：其中有 3 项阳性即可确诊：①匀质、稀薄、白色的阴道分泌物；②阴道 PH 值 >4.5；③胺臭味试验阳性；④线索细胞阳性）。

老年性阴道炎是指绝经后阴道局部抵抗力低下，致病菌感染所致的阴道炎症，严重时可引起阴道狭窄甚至闭锁。其主要症状为阴道分泌物增多及外阴瘙痒、灼热感。阴道分泌物稀薄，呈淡黄色，严重者呈脓血性白带。其诊断应根据年龄及临床表现，同时排除其他疾病才能诊断。

（一）中医辨证论治

中医称之为"阴痒"，亦称"阴门瘙痒"。中医认为，阴痒者，内因脏腑虚损，肝肾功能失常，外因多见会阴局部损伤，带下尿液停积，湿蕴而生热，湿热生虫，虫素侵蚀，则致外阴痒痛难忍。常见的证候如下：

1. 肝经湿热型

【临床表现】阴道瘙痒，坐卧不安，阴道分泌物增多，色黄如脓，或呈泡沫米泔样，或色白如豆腐渣样，气味腥臭。口苦，胸闷不适，食欲差。舌苔黄腻，脉弦数。

【用药指导】清热利湿，杀虫止痒。可选用经带宁胶囊、四妙丸、抗宫炎片、妇炎净胶囊、白带净丸口服。配合妇宁栓、保妇康栓、洁尔阴洗液外用。若伴有烦躁易怒，口苦而干，可加用龙胆泻肝丸。

2. 肝肾阴虚型

【临床表现】阴道干涩，灼热瘙痒，或伴阴道分泌物增多，色黄或白。五心烦热，头晕目眩，烘热汗出，耳鸣，腰酸。舌红，少苔，脉细数无力。

【用药指导】滋阴补肾，清肝止痒。可选用知柏地黄丸、大补阴丸、妇科止带片口服；配合保妇康栓外用。

3. 脾虚型

【临床表现】阴道瘙痒，分泌物增多，色白或淡黄，清稀如涕，无异味。或伴头晕心悸、乏力等不适。舌淡，苔薄白，脉细。

【用药指导】健脾止痒。可选用立止白带丸、千金止带丸、除湿白带丸、妇科白带膏、止带片。

（二）西医治疗

1. 滴虫性阴道炎

（1）口服用药：甲硝唑400mg，每日2次，连服7日。

（2）局部用药：甲硝唑阴道泡腾片200mg，每晚1次，连用7日。

2. 阴道假丝酵母菌病

（1）消除诱因：若有糖尿病应给予积极治疗；及时停用广谱抗生素、雌激素及皮质类固醇激素。勤换内裤，用过的内裤、盆及毛巾均应用开水烫洗。

（2）口服用药：氟康唑150mg，顿服。

（3）局部用药：克霉唑栓剂，每晚1粒（150mg），塞入阴道深部，连用7日，或每日早、晚各1粒（150mg），连用3日；或1粒（500mg），单次用药；制霉菌素栓剂，每晚1粒（10万U），连10～14日。

3. 细菌性阴道病

（1）口服用药：甲硝唑400mg，每日2次，连服7日。

（2）局部用药：甲硝唑阴道泡腾片200mg，每晚1次，连用7～14日。

4. 老年性阴道炎

（1）抑制细菌生长：用1%乳酸或0.5%醋酸液冲洗阴道，每日1次，增加阴道酸度。阴道冲洗后，应用抗生素如甲硝唑200mg或诺氟沙星100mg，放于阴道深部，每日1次，7日为一疗程。

（2）增加阴道抵抗力：针对病因给予雌激素制剂，可局部给药，也可全身给药。倍美力软膏 0.3g，用置药器放入阴道深部，每晚 1 次，7 日为一疗程。全身用药可口服利维爱，每次 1.25mg，连用 7 天后，隔日 1 次，疗程为 2 个月。

三、宫颈炎

宫颈炎症是妇科常见疾病之一。正常情况下，宫颈具有多种防御功能，包括黏膜免疫、体液免疫及细胞免疫，是阻止病原菌进入上生殖道的重要防线，但宫颈亦易受分娩、性交及宫腔操作的损伤，且宫颈管单层柱状上皮抗感染能力较差，易发生感染。宫颈炎包括宫颈阴道部及宫颈管黏膜炎症。因宫颈阴道部鳞状上皮与阴道鳞状上皮相延续，阴道炎症均可引起宫颈阴道炎症。临床多见的是宫颈管黏膜炎，由于宫颈管黏膜皱襞多，一旦发生感染，很难将病原体完全清除，久而导致慢性宫颈炎症。若宫颈炎症得不到及时彻底治疗，可引起上生殖道炎症。

（一）中医辨证论治

本病属于中医"带下病"的范畴。主要因饮食不节，或劳倦过度，脾虚运化失职，水湿内停；或因素体肾虚，或久病及肾，封藏失职；或摄生不洁，感受湿毒之邪，或肝经湿热下注，最终导致任脉不固，带脉失约而成。常见的证候如下：

1. 湿热下注型

【临床表现】阴道分泌物增多，色黄白或为脓性，或带血丝。伴性交痛或性交后阴道出血。腰酸坠胀，腹胀下坠，或尿频、尿急、口苦咽干。舌红，苔黄腻，脉弦滑。

【用药指导】疏肝清热，利湿止带。可选用龙胆泻肝丸、经带宁胶囊、二妙丸、抗宫炎片口服；配合保妇康栓、治糜灵栓、妇宁栓外用。

2. 湿毒内侵型

【临床表现】带下量多，色黄或黄绿如脓，质稠，或夹血色，或浑浊如米泔，臭秽，小腹胀痛，腰骶酸楚，小便黄赤，或有阴部灼痛、瘙痒，宫颈重度糜烂，或有息肉，触及出血。舌红，苔黄，脉滑数。

【用药指导】清热泄毒，燥湿止血。可选用妇科止带片、妇乐颗粒、宫炎平片口服；配合妇得康泡沫剂、妇宁栓、宫糜膏外用。

3. 脾肾亏虚型

【临床表现】阴道分泌物增多，质清稀，绵绵不断，食欲降低，易疲惫，腰膝酸软。舌淡，苔白或腻，脉濡缓。

【用药指导】健脾祛湿，补肾固涩。可选用金匮肾气丸、天紫红女金胶囊、千金止带丸。

（二）西医治疗

1. 物理治疗

是最常用的有效治疗方法。其原理是以各种物理方法将宫颈糜烂面单层柱状上皮破坏，使其坏死落后，为新生的复层鳞状上皮覆盖。创面愈合需 3～4 周，病变较深者约需 6～8 周。临床常用的方法有激光、冷冻、红外线凝结及微波等。

2. 药物治疗

局部药物治疗适用于糜烂面积小和炎症浸润较浅的病例。聚甲酚磺醛栓 90mg，每晚 1 次。

四、急性盆腔炎

女性内生殖器官及其周围结缔组织、盆腔腹膜发生的炎症，称为盆腔炎。主要有子宫内膜炎、输卵管炎、输卵管卵巢脓肿、盆腔腹膜炎，最常见的是输卵管炎。炎症可局限于一个部位，也可同时累及几个部位。盆腔炎大多发生在性活跃期、有月经的妇女。初潮前、绝经后或未婚者很少发生盆腔炎，若发生盆腔炎也往往是邻近器官炎症的扩散。盆腔炎可分为急性盆腔炎和盆腔炎性疾病后遗症。

急性盆腔炎发展可引起弥漫性腹膜炎、败血症、感染性休克，严重者可危及生命。其初期临床表现与古籍记载的"妇人腹痛"、"热入血室"、"产后发热"相似。

（一）中医辨证论治

中医学认为，急性盆腔炎多在产后、流产后、宫腔内手术处置后，或经期卫生保健不当之际，邪毒乘虚侵袭，稽留于冲任及胞宫脉络，与气血相搏结，邪正交争，而发热疼痛，邪毒炽盛则腐肉酿脓。常见的证候如下：

1. 热毒炽盛型

【临床表现】下腹部疼痛，拒按，伴腰痛，寒战高热，咽干口苦，阴道分泌物增多，色黄或白。月经期发病可见经量多或淋漓不尽，大便秘结，小便短赤。舌红，苔黄厚，脉滑数。

【用药指导】清热解毒，化瘀止痛。可选用妇平胶囊、妇乐颗粒、金刚藤糖浆、裸花紫珠片、妇炎康片口服；配合康妇消炎栓外用。

2. 湿热瘀结型

【临床表现】下腹部疼痛，拒按，或胀满，高热，热势起伏，阴道分泌物增多，色黄，质黏稠。月经期发病可见经量多，经期延长，淋漓不尽，大便稀或燥结，小便短赤。舌红有瘀点，苔黄厚，脉弦滑。

【用药指导】清热利湿，活血止痛。可选用盆炎净颗粒、花红片、妇炎康复片、妇平胶囊、妇乐冲剂。

（二）西医治疗

1. 一般治疗

卧床休息，给予充分营养，纠正水及电解质紊乱。高热时采用物理降温。避免不必要的妇科检查以免炎症扩散。

2. 抗生素治疗

根据药敏试验选用抗生素，在细菌培养结果不明或无培养条件时，则根据临床经验加以选用。如口服药可选用喹诺酮药物左氧氟沙星和甲硝唑合用或单独使用第四代抗生素莫西沙星，静脉注射类药物首选头孢菌素类药物。

五、盆腔炎性疾病后遗症

盆腔炎性疾病后遗症是盆腔炎性疾病的遗留病变，主要改变为组织破坏、广泛粘连、增生及瘢痕形成。输卵管炎及输卵管卵巢炎的遗留改变可造成：输卵管阻塞、输卵管增粗，甚者输卵管积水。

（一）中医辨证论治

中医根据其不同临床表现，将盆腔炎性疾病后遗症归于"妇人腹痛"范畴。中医认为经行产后，胞门未闭，风寒湿热之邪，或虫毒乘虚内侵，与冲任气血相搏结，蕴结于胞宫，反复进退，耗伤气血，虚实错杂，缠绵难愈。常见的证候如下：

1. 气滞血瘀型

【临床表现】下腹部胀痛，经行腰腹疼痛加重。经期血量增多有血块，血块排出后痛经减轻。经前情志抑郁，乳房胀痛。舌黯红，苔薄白，脉弦。

【用药指导】活血化瘀，理气止痛。可选用血府逐瘀口服液、妇女痛经丸、大黄䗪虫丸、妇科千金片。

2. 寒湿凝滞型

【临床表现】小腹冷痛，经行腹痛加重，喜温，得热痛减，伴腰骶冷痛。月经周期延长，经量减少，色黯，容易疲劳，尿频。舌黯红，苔白腻，脉沉迟。

【用药指导】祛寒除湿，活血化瘀。可选用桂枝茯苓丸、少腹逐瘀颗粒、十二温经丸配合艾附暖宫丸使用。

3. 湿热瘀结型

【临床表现】少腹隐痛，拒按，痛连腰骶，经行或劳累时加重。阴道分泌物增多，色黄，质黏稠。时觉胸闷，食欲差，大便秘结，小便短赤。舌边红，苔黄腻，脉滑数或弦数。

【用药指导】清热利湿，化瘀止痛。可选用金鸡颗粒、妇平胶囊、妇宝颗粒、妇科千金片、宫炎平片；若伴白带量多、色黄、质稠者，可加三妙丸；若伴有盆腔炎性包块，可加用桂枝茯苓胶囊；若伴有痛经、闭经者，可加用止痛化癥胶囊。

4. 气虚血瘀型

【临床表现】下腹部疼痛结块，缠绵日久，痛连腰骶，经行加重，经血量多有块，带下量多，精神不振，疲乏无力，食少纳呆。舌体黯红，有瘀点瘀斑，苔白，脉弦涩无力。

【用药指导】益气健脾，化瘀散结。可选用黄芪颗粒、八珍颗粒、十全大补丸配合血府逐瘀口服液、少腹逐瘀颗粒、桂枝茯苓丸合用。

（二）西医治疗

1. 物理治疗

物理疗法能促进盆腔局部血液循环，改善组织营养状态，提高新陈代谢，以利炎症吸收和消退。常用的有激光、微波、超短波、短波、离子透入等。

2. 抗生素治疗

对盆腔炎再次急性发作者可以应用。

3. 其他药物治疗

采用 α–糜蛋白酶 5mg 或透明质酸酶 1500U，肌内注射，隔日 1 次，7~10 次为一疗程，以利粘连和炎症吸收。

六、盆腔静脉淤血综合征

盆腔静脉淤血综合征又称卵巢静脉综合征，是引起妇科盆腔疼痛的重要原因之一。多见于 30~50 岁的经产妇女，以慢性下腹部疼痛、腰骶疼痛、极度疲乏为主证的一种妇科常见难治疾病，因其症状涉及广泛，而患者自觉症状与客观检查常不相符合，在体征上常与慢性盆腔炎相混淆，故此类患者常被误诊为慢性盆腔炎而久治不愈。

（一）中医辨证论治

中医学暂无此病名，根据其临床表现和体征，可归属于"腹痛"、"痛经"、"带下"等病证范畴。中医学认为本病的发生多因情志所伤，起居不慎，多产房劳，或六淫为害。临床常见有气滞血瘀、寒湿凝滞、气虚血瘀和肝肾亏损等原因，致使冲任瘀阻，盆腔气血运行不畅，脉络不通而为病。总之本病虚实夹杂，本虚标实。常见的证候如下：

1. 气滞血瘀型

【临床表现】小腹胀痛，拒按，或得热痛减，经前加剧，性交疼痛，月经量少，色紫黯有块，涩滞不畅，腰骶胀痛，心烦易怒，情绪不宁，胸闷不适，乳胁胀痛。舌黯有瘀斑，苔薄白，脉弦涩。

【用药指导】理气活血，化瘀止痛。可选用血府逐瘀口服液、桂枝茯苓胶囊配合柴胡疏肝散、逍遥颗粒等使用。

2. 寒湿凝滞型

【临床表现】小腹冷痛，得热则减，按之痛甚，经行加剧，经期延后，量少，色黯有血块，白带量多，清冷质稀，性交不快，畏寒肢冷，腰酸背痛。舌苔白，脉沉紧。

【用药指导】散寒除湿，理气止痛。可选用艾附暖宫丸、少腹逐瘀颗粒等。

3. 气虚血瘀型

【临床表现】少腹隐隐作痛，外阴肿胀，阴道肛门坠痛不已，性交或行经前加剧，月经量少，夹有小块，带下绵绵，色白清稀，腰骶坠痛，头晕目眩，神疲乏力，面色萎黄，大便稀溏，小便清长。舌体胖大，边有齿印瘀点，苔薄白，脉细涩。

【用药指导】益气养血，活血化瘀。可选用黄芪颗粒、八珍颗粒、人参养荣丸等配合桂枝茯苓胶囊、血府逐瘀口服液、少腹逐瘀颗粒使用。

4. 肝肾亏损型

【临床表现】小腹绵绵作痛，空坠不温，性欲减退，月经不调，量时多时少，腰骶疼痛，五心烦热，头晕耳鸣，神疲乏力，小便灼热。舌红，苔薄少，脉细弱。

【用药指导】补益肝肾，调经止痛。可选用强肾片、左归丸、右归胶囊、苁蓉益肾颗粒配合桂枝茯苓胶囊、少腹逐瘀颗粒等使用。

（二）西医治疗

1. 药物治疗

（1）镇痛剂：如吲哚美辛，口服，每次 25mg，根据需要每日 2～4 次，可迅速控制疼痛症状。

（2）阿司匹林：口服，每次 0.3g，每日 2～4 次。

（3）甲氯芬那酸：口服，每次 250mg，每日 2～4 次。

2. 手术治疗

适用于症状严重，保守治疗无效者。

（1）近绝经期患者，可行经腹全子宫及附件切除术。

（2）阔韧带裂伤造成的重症年轻患者，可经腹行圆韧带悬吊术、阔韧带筋膜修补术、直肠子宫陷凹闭合术或子宫骶韧带缩短术及输卵管结扎术。

七、子宫肌瘤

子宫肌瘤是女性生殖器最常见的良性肿瘤，由平滑肌及结缔组织组成。常见于30～50岁妇女，20岁以下少见。据尸检统计，30岁以上妇女约20%有子宫肌瘤；因肌瘤多无或很少有症状，临床报道发病率远低于肌瘤真实发病率。

（一）中医辨证论治

子宫肌瘤归属于中医"癥瘕"范畴。癥瘕的发生，主要是由于机体正气不足，风寒湿热之邪内侵，或七情、房室、饮食内伤，脏腑功能失调，气机阻滞，瘀血、痰饮、湿浊等有形之邪凝结不散，停聚小腹，日月相积，逐渐而成。常见的证候如下：

1. 气滞血瘀型

【临床表现】小腹胀痛或有刺痛，精神抑郁，经前乳房胀痛。舌边有瘀点或瘀斑，舌苔薄，脉弦。B超发现子宫肌瘤。

【用药指导】理气活血，消癥散结。可选用丹莪煎膏、血府逐瘀口服液、七制香附丸、五香丸、通经甘露丸、大黄䗪虫丸。

2. 寒湿凝滞型

【临床表现】小腹冷痛喜温，月经推迟，量少，色黯，大便稀。舌淡黯，苔薄白而润，脉沉紧。B超发现子宫肌瘤。

【用药指导】温经散寒，活血消癥。可选用少腹逐瘀胶囊、桂枝茯苓丸。

3. 痰湿瘀阻型

【临床表现】下腹发胀，带下量多，质黏腻。舌胖质黯，苔白腻，脉沉滑。B超发现子宫肌瘤。

【用药指导】化痰理气，活血消癥。可选用调经白带丸、千金止带丸合桂枝茯苓丸。

4. 湿热夹瘀型

【临床表现】腰骶酸痛，时有发热，带下量多，色黄，秽臭。舌红，苔黄腻，脉滑数。B超发现子宫肌瘤。

【用药指导】清热利湿，活血消癥。可选用花红片合桂枝茯苓丸、宫瘤清胶囊。

5. 阴虚内热型

【临床表现】偶尔阴道不规则出血，色黯红，五心烦热，口干咽燥，大便干结。舌红，苔薄，脉细数。B超发现子宫肌瘤。

【用药指导】养阴清热，凉血止血。可选用知柏地黄丸。

（二）西医治疗

1. 手术治疗

肌瘤≥妊娠子宫10周大小或症状明显致继发性贫血，难以纠正者，可采用手术治疗。手术方法有肌瘤剔除术及子宫切除术。

2. 非手术治疗

（1）药物治疗：雄性激素；促性腺激素释放激素类似物；米非司酮。

（2）介入治疗：通过在双侧子宫动脉内注入栓塞剂使肌瘤血管床被永久栓塞从而达到治疗目的。

八、子宫内膜异位症

子宫内膜异位症是指具有生长功能的子宫内膜组织出现在子宫腔被覆黏膜以外的身体其他部位所引起的一种疾病。

本病多发生于30~40岁的妇女。绝经后异位内膜可随之萎缩吸收，妊娠可使症状得到暂时或永久性的缓解。子宫内膜异位症的发病率目前虽无确切统计数据，但现有资料表明较过去相比呈明显上升趋势。

（一）中医辨证论治

中医学古文献中无"子宫内膜异位症"的病名记载，但据其的主要临床表现，可归属在"痛经"、"癥瘕"、"月经不调"、"不孕"等病之中。据多年来中医妇科学对子宫内膜异位症较为系统的研究，认为"瘀血阻滞胞宫、冲任"是其基本病机，而瘀之形成，又与脏腑功能失常、气血失调以及感受外邪等因素有关。常见的证候如下：

1. 气滞血瘀型

【临床表现】经前或经行下腹胀痛，拒按，经血紫黯，有血块，块下痛减，妇检时可及盆腔包块，固定不移。舌紫黯，脉弦涩。

【用药指导】理气止血，化瘀止痛。可选用丹莪煎膏、止痛化瘀胶囊、血府逐瘀口服液、调经活血片、调经化瘀丸。

2. 寒凝血瘀型

【临床表现】经前或经行小腹冷痛，疼痛拒按，得热痛减，经量少，色紫黯，形寒肢冷。舌紫黯，苔薄白，脉沉紧。

【用药指导】温经散寒，活血祛瘀。可选用桂枝茯苓胶囊、少腹逐瘀颗粒、独一味、龙血竭片。

3. 湿热瘀结型

【临床表现】小腹隐痛，经期加重，灼痛难忍，拒按，或妇检时可及盆腔包块，带下量多，色黄质黏，味臭。舌质紫黯，或有瘀斑，苔黄腻，脉濡数或滑数。

【用药指导】清热利湿，活血祛瘀。可选用花红片合桂枝茯苓丸。

4. 痰瘀互结型

【临床表现】经前或经期小腹刺痛，疼痛剧烈，拒按，或妇检可触及盆腔包块，婚久不孕，形体肥胖。舌质黯，苔白滑或白腻，脉细。

【用药指导】化痰散结，活血化瘀。可选用二陈丸合桂枝茯苓丸。

5. 气虚血瘀型

【临床表现】经前或经后小腹隐痛，喜按喜温，经色淡，质稀，或婚久不孕，面无血色，神疲乏力。舌淡黯，边有齿痕，苔薄白，脉细无力。

【用药指导】益气化瘀。可选用四物口服液合止痛化瘀胶囊。

6. 肾虚血瘀型

【临床表现】经行或经后腹痛，痛引腰骶，经行量少，色淡黯，质稀，或有血块，不孕或易流产，腰膝酸软。舌淡黯，苔薄白，脉沉细而涩。

【用药指导】益肾调经，活血化瘀。可选用强肾片、右归胶囊合丹莪煎膏。

（二）西医治疗

1. 期待疗法

适用于病变、症状轻微患者，一般可每数月随访一次。若经期腹痛时，可试给前列腺素合成酶抑制剂如吲哚美辛、布洛芬或双氯芬酸钠等对症治疗。

2. 药物治疗

（1）短效避孕药：为低剂量高效孕激素和炔雌醇的复合片，连续周期服用，可使子宫内膜和异位内膜萎缩，导致痛经缓解和经量减少。

（2）高效孕激素：甲羟孕酮每日20～50mg，连续6个月；或醋酸炔诺酮，每日5mg，连续6个月；或用羟孕酮250mg，肌注，每2周1次，共6个月。

（3）达那唑：能阻断垂体促性腺激素的合成和释放，又称假绝经疗法。用法为200mg，每日2～3次，从月经第1日开始，持续用药6个月。若痛经不缓解，可加大剂量至200mg，每日4次。

（4）孕三烯酮：有抗孕激素和抗雌激素作用，用于治疗内膜异位症的疗效与达那唑相同。用法为每周2次，每次2.5mg，月经第1日开始服药，连续用药6个月。

（5）促性腺激素释放激素激动剂（GnRH－α）：能耗尽垂体GnRH受体，使垂体分泌促性腺激素减少，此法又称为"药物性卵巢切除"。常用药物为亮丙瑞林缓释剂或戈舍瑞林缓释剂，用法为月经第1日皮下注射亮丙瑞林3.75mg或皮下注射戈舍瑞林3.6mg，以后每隔28日再注射一次，共3～6次。

3. 手术治疗

（1）保留生育功能手术。

（2）保留卵巢功能手术。

（3）根治性手术。

（4）药物与手术联合治疗。

（5）其他特殊治疗：如宫腔内人工授精或体外授精和胚胎移植术。

九、子宫脱垂

子宫从正常位置沿阴道下降，宫颈外口达坐骨棘水平以下，甚至子宫全部脱出于阴道口以外，称为"子宫脱垂"。常合并阴道前壁和后壁膨出。

（一）中医辨证论治

中医文献有称其为阴挺、阴脱、阴菌、阴痔、产肠不收、葫芦颓等。中医学认为，子宫脱垂与分娩损伤有关，产伤未复，中气不足，或肾气不固，带脉失约，日渐下垂脱出。亦见于长期慢性咳嗽、便秘、年老体衰之体，冲任不固，带脉提摄无力而子宫脱出。常见的证候如下：

1. 气虚型

【临床表现】阴中有块状物突出，劳则加剧，平卧则回纳，小腹下坠，神倦乏力，少气懒言。舌淡，苔薄，脉缓弱。

【用药指导】益气升提，佐以固脱。可选用补中益气丸、黄芪颗粒、八珍颗粒。

2. 肾虚型

【临床表现】阴中有物脱出或脱出于阴道口外，腰酸腿软，小便频数，夜间尤甚。舌质淡，苔薄，脉沉弱。

【用药指导】补肾固脱，益气升提。可选用右归胶囊、强肾片。

3. 湿热型

【临床表现】阴中有物脱出于阴道口外，表面红肿疼痛，甚或溃疡渗液，色黄秽臭。舌略红，苔黄腻，脉弦数。

【用药指导】清热利湿。可选用二妙丸、龙胆泻肝丸。

（二）西医治疗

1. 非手术治疗

目前普遍使用子宫托，子宫托是一种支持子宫和阴道壁并合其维持在阴道内而不脱出的工具。常用的有喇叭形和环形两种。

2. 手术疗法

（1）阴道前后壁修补术。

（2）阴道前后壁修补术加主韧带缩短及宫颈部分切除术。

（3）经阴道子宫全切除及阴道前后壁修补术。

（4）阴道纵隔形成术。

（5）子宫悬吊术。

十、不孕症

不孕症是全世界关注的人类自身生殖健康问题。阻碍受孕的因素有女方、男方或男女双方，据统计女方因素占60%，男方因素占30%，男女双方因素占10%。

凡女子婚后未避孕，有正常性生活，同居1年，而未受孕者；或曾有过妊娠，而后未避孕，又连续1年未再受孕者，称不孕症。前者为原发性不孕，古称"全不产"、"全无子"、后者为继发性不孕，古称"断绪"。

（一）中医辨证论治

中医的病因病机主要分为虚实两类。虚者，因肾虚，冲任不足，不能摄精成孕；实者，因肝郁，或瘀血，或痰湿，导致冲任瘀阻，不能摄精成孕。常见的证候如下：

1. 肾气虚型

【临床表现】婚久不孕，月经不调，量或多或少，头晕耳鸣，腰痛腿软。舌淡，脉沉细，两尺尤甚。

【用药指导】补肾益气，温养冲任。可选用天紫红女金胶囊、麒麟丸、金匮肾气丸、五子衍宗丸。

2. 肾阳虚型

【临床表现】婚久不孕，月经推迟，量少色淡，甚则闭经，伴腰痛，性欲淡漠。舌淡，苔白滑，脉沉细无力。

【用药指导】温肾暖宫，调补冲任。可选用强肾片、嫦娥加丽丸、调经促孕丸、暖宫孕子丸、十二温经丸。

3. 肾阴虚型

【临床表现】婚久不孕，经期延长，量少色淡，头晕耳鸣，腰酸腿软，手足心热。舌红，少苔，脉细数。

【用药指导】滋肾养血，调补冲任。可选用左归丸、六味地黄丸。

4. 肝郁型

【临床表现】婚久不孕，月经前后不定，经前乳房胀痛，精神抑郁。舌红，苔薄，脉弦。

【用药指导】疏肝行气。可选用逍遥颗粒、加味逍遥丸、七制香附丸、妇科养荣丸、肝郁调经膏。

5. 瘀血阻滞型

【临床表现】婚久不孕，月经推迟，经量少，色紫黯夹血块，经行腹痛。舌紫黯，脉弦涩。

【用药指导】活血化瘀。可选用血府逐瘀口服液、少腹逐瘀颗粒、桂枝茯苓胶囊。

6. 痰湿内阻型

【临床表现】婚久不孕，形体肥胖，月经推迟，甚或闭经，带下量多，色白，质黏。苔白腻，脉滑。

【用药指导】燥湿化痰，调理冲任。可选用二陈丸。

(二) 西医治疗

1. 生殖道局部疾病的治疗

(1) 严重的宫颈糜烂，可作局部上药或激光、微波、冷冻等治疗。

(2) 宫颈息肉、肌瘤、子宫黏膜下肌瘤、子宫内膜息肉、子宫纵隔可作相应的切除或切开手术。

2. 输卵管阻塞的治疗

(1) 输卵管内注射药液。

(2) 输卵管成形术。

(3) 输卵管导管扩通术。

3. 诱发排卵与健全黄体功能的治疗

(1) 氯米芬：为临床首选促排卵药，适于体内有一定雌激素水平者。

(2) 尿促性素：为高效促排卵剂。

（3）绒促性素：具有类似 LH 作用，常与氯米芬合用。

（4）氯米芬与 HMG 合并使用

（5）黄体生成激素释放激素脉冲疗法：适用于下丘脑性无排卵。

（6）甲磺酸溴隐亭：适用于无排卵伴有高催乳激素血症者。

（7）补充黄体激素。

4. 免疫性不孕的治疗

（1）避孕套疗法。

（2）皮质类固醇疗法。

（3）子宫内人工受精。

5. 人工受精

6. 体外受精、胚胎移植（IVF - ET）

7. 配子输卵管内移植（GIFT）

第三章 妇科中成药

阿归养血糖浆

【药物组成】当归、党参、白芍、甘草（蜜炙）、茯苓、黄芪、熟地黄、川芎、阿胶。

【剂型与规格】糖浆剂：每支 15ml。

【功能与主治】补气养血。用于气血亏虚所致闭经，赤白带下，面色萎黄，眩晕乏力，肌肉消瘦。

【用法与用量】口服，一次 15ml，一日 3 次。

【贮藏】密封，置阴凉处。

阿胶当归合剂

【药物组成】当归、阿胶、党参、茯苓、黄芪（蜜炙）、白芍（酒制）、熟地黄、川芎、甘草（蜜炙）。

【剂型与规格】胶剂：每瓶装（1）200ml，（2）150ml。

【功能与主治】补养气血。用于气血亏虚所致贫血，产后血虚、月经不调、闭经等。

【用法与用量】口服，一次 15ml，一日 3 次，病情较重者可加倍服用。

【贮藏】密封。

艾附暖宫丸

【药物组成】艾叶（炭）、香附（醋制）、吴茱萸（制）、肉桂、当归、川芎、白芍（酒炒）、地黄、黄芪（蜜炙）、续断。

【剂型与规格】大蜜丸：每丸重9g。

【功能与主治】理气养血，暖宫调经。用于血虚气滞，下焦虚寒所致的月经不调，痛经，证见行经后错，经量少，有血块，小腹疼痛，经行小腹冷痛喜热，腰膝酸痛。

【用法与用量】口服，一次1丸，一日2~3次。

【贮藏】密封。

安宫牛黄丸

【药物组成】牛黄、麝香、水牛角浓缩粉、黄连、黄芩、栀子、冰片、郁金、珍珠、朱砂、雄黄、金箔衣。

【剂型与规格】蜜丸：每丸重3g；胶囊剂：每粒0.4g。

【功能主治】清热解毒，镇惊开窍。用于热病，邪入心包，高热惊厥，神昏谵语。

【药理研究】药理研究表明，本品具有镇静，抗惊厥，解热，抗炎，降低血压，降低机体耗氧量的作用；对细菌内毒素性脑细胞损害有一定的保护作用。用于流行性脑脊髓膜炎、乙型脑炎、中毒性脑病、脑血管意外、中毒性肺炎、中毒性痢疾、中毒性肝炎、肝昏迷、尿毒症、癫痫以及小儿高热惊厥等见上述证候者。

【用药指导】用于热病，邪入心包所致的产褥感染，产后中暑，症见高热惊厥，神昏谵语等。

【合理配伍】

①不宜与强心苷类联用：人工牛黄富含钙离子，若与强心

苷类药品联用，会产生协同作用，增强心肌收缩力，可能导致心律失常和传导阻滞。

②不宜与中枢抑制剂联用：人工牛黄含有的胆红素、胆酸和钙离子，与中枢抑制剂合用会增强中枢抑制作用。

③人工牛黄中含有的胆酸可使尿液酸化，促使磺胺类药品在肾小管形成结晶，损害肾小管及尿道的上皮细胞，从而造成结晶尿、血尿、尿闭及肾损害；氨基糖苷类药品在碱性尿液中抗菌能力强，而牛黄能酸化尿液，导致其抗菌能力下降；牛黄富含的钙、镁、铁等金属离子，能与大环内酯类抗菌药、奎尼丁和异烟肼形成难溶性络合物而影响药品的吸收。鉴于中药成分复杂，与西药同用有发生相互作用的可能，建议与西药间隔服用。

【用法用量】蜜丸：成人，一次 1 丸，一日一次；小儿 3 岁以内，一次 1/4 丸；4 ~ 6 岁，一次 1/2 丸，一日一次。胶囊剂：成人一次 4 粒（1.6g）；小儿 3 岁以内一次 1/4 量；4 ~ 6 岁一次 1/2 量；一日 2 ~ 3 次。

【注意事项】

①孕妇慎服。

②若患者病情较重，应及时送医院治疗。

安 坤 颗 粒

【药物组成】牡丹皮、栀子、当归、白术、白芍、茯苓、女贞子、墨旱莲、益母草。

【剂型与规格】颗粒剂：每袋装10g。

【功能与主治】滋阴清热，健脾养血。用于放环后引起的出血，月经提前，量多或月经紊乱，腰骶酸痛，下腹坠痛，心烦易怒，手足心热。

【用法与用量】开水冲服，一次10g，一日2次。

【贮藏】密封。

【禁忌】孕妇及糖尿病患者禁服。

【注意事项】忌食辛辣，感冒时不宜服用。

安坤赞育丸

【药物组成】香附、鹿茸、阿胶、紫河车、白芍、当归、川牛膝、北沙参、没药、天冬、补骨脂、龙眼肉、茯苓、黄柏、龟甲、锁阳、杜仲、秦艽、鳖甲、艾叶、白薇、延胡索（醋制）、山茱萸（酒制）、鹿尾、枸杞子、鸡冠花等。

【剂型与规格】大蜜丸：每丸重9g。

【功能与主治】补气养血，调经止带。用于气血两亏和肝肾不足所致之形瘦虚羸，神倦体疲，面黄浮肿，心悸失眠，腰酸腿软，午后低烧，骨蒸潮热，月经不调，崩漏带下，产后虚弱，瘀血腹痛，大便溏泻。

【用法与用量】口服，一次1丸，一日2次。

【注意事项】孕妇遵医嘱服用。

【贮藏】密封。

安神补心丸

【药物组成】地黄、丹参、五味子（蒸）、菟丝子、墨旱莲、女贞子（蒸）、石菖蒲、合欢皮、首乌藤、珍珠母。

【剂型与规格】浓缩丸：每15丸重2g。

【药理研究】

①镇静和抗惊厥作用：本品0.78g/kg和1.56g/kg灌胃，可减少小鼠自发活动，延长戊巴比妥钠所致小鼠睡眠时间，增加阈下剂量戊巴比妥钠所致小鼠睡眠数，并能延迟士的宁所致小鼠惊厥发作的潜伏期，延迟惊厥死亡时间。安神补心丸也能减少小鼠自发活动，增强戊巴比妥钠的中枢抑制作用。

②增强学习记忆能力作用：安神补心丸和胶囊均能改善东莨菪碱所致小鼠记忆获得障碍及亚硝酸钠所致小鼠记忆巩固障碍。

③抗心律失常作用：小鼠 1.56g/kg、大鼠 1g/kg 灌服，安神补心胶囊能减少氯仿所致小鼠室颤发生率，延迟氯化钡所致大鼠心律失常发生时间，减少室颤发生率。

④其他作用：本品灌胃能增强小鼠红细胞免疫黏附功能。

【功能主治】养心安神。用于阴血不足引起的心悸失眠，头晕耳鸣。

【用药指导】用于治疗阴血不足，肝阳上亢所致的更年期综合征，产后抑郁等见入睡困难或失眠而多梦，易醒心悸，口咽干燥，盗汗烦热，头晕耳鸣，腰膝酸软，神疲乏力，舌淡红，少苔，脉细数等。

【不良反应】偶有头昏、头胀、头痛、面红及心悸等。

【用法用量】口服。一次 15 粒，一日 3 次。

【注意事项】

①痰火扰心之失眠、心悸者不宜单独使用本品。

②脾胃虚寒，素有痰湿者禁用。

③失眠患者睡前不宜饮用浓茶、咖啡等兴奋性饮品。

④保持心情舒畅，劳逸适度。忌过度思虑，避免恼怒、抑郁、惊恐等不良情绪。

安神温胆丸

【药物组成】制半夏、陈皮、竹茹、酸枣仁（炒）、枳实、远志（制）、五味子、人参、熟地黄、茯苓、朱砂、甘草、大枣各 50g。

【剂型与规格】大蜜丸：每丸重 10g。

【功能与主治】和胃化痰，安神定志。用于心胆虚怯，触事易惊，心悸不安，虚烦不寐。

【用药指导】用于更年期综合征，产后抑郁症，见烦躁易
怒，哭笑无常，狂躁不安，甚则打人毁物等。

【用法与用量】口服，一次1丸，一日2次。

【注意事项】孕妇忌服。

【贮藏】密闭，防潮。

安　胎　丸

【药物组成】当归、川芎（制）、黄芩、白芍（炒）、
白术。

【剂型与规格】大蜜丸：每丸重6g

【功能与主治】养血安胎。用于妊娠血虚，胎动不安，面
色淡黄，不思饮食，神疲乏力。

【用法与用量】空腹开水送服，一次1丸，一日2次。

【注意事项】感冒发热者忌服。脾虚有湿，大便溏薄者
慎用。

【贮藏】密闭，防潮。

安胎益母丸

【药物组成】益母草、香附（醋制）、川芎、当归、续断、
艾叶、白芍、白术、杜仲（盐水制）、党参、茯苓、砂仁、阿
胶（炒）、黄芩、陈皮、熟地黄、甘草。

【剂型与规格】大蜜丸：每丸重4.5g。

【功能与主治】调经，活血，安胎。用于气血两亏，月经
不调，胎动不安。

【用法与用量】口服，一次1丸，一日2次。

【注意事项】感冒发热者忌服。

【贮藏】密封。

八 珍 颗 粒

【药物组成】党参、白芍（炒）、白术（炒）、熟地黄、茯苓、当归、川芎、甘草（炙）。

【剂型与规格】颗粒剂：每袋装 3.5g。

【功能与主治】补气益血。用于气血两亏，月经过多，面色萎黄，食欲不振，四肢乏力。

【用药指导】用于胎儿生长受限，晚期产后出血，产后发热，产后腹痛等产后疾病见气血两虚症状者以及气血虚弱引起的月经不调，痛经等。

【用法与用量】开水冲服，一次 1 袋，一日 2 次。

【贮藏】密封，防潮，避热。

八珍益母片

【药物组成】益母草、党参、熟地黄、当归、白芍、茯苓、白术（麸炒）、川芎、甘草。

【剂型与规格】片剂：每片重 0.35g。

【功能与主治】补虚益气，养血调经。用于妇女气血两亏所致月经失调，体虚乏力。

【用法与用量】口服，一次 2 ~ 3 片，一日 2 次。

【贮藏】密封。

百合固金丸

【药物组成】熟地黄、生地黄、麦门冬、川贝母、百合、元参、当归、白芍、桔梗、甘草。

【剂型与规格】大蜜丸：每丸重 9g。

【药理研究】

①祛痰作用：百合固金汤 12g/kg 灌服，增加小鼠呼吸道

排泌酚红；6、12g/kg 灌服，增加大鼠呼吸道分泌痰液量。

②镇咳作用：百合固金汤 6~12g/kg 灌服，延长氨雾引起的半数小鼠咳嗽时间，延长氨雾引起的豚鼠咳嗽潜伏期，减少豚鼠咳嗽次数。

③抗炎作用：百合固金汤 6~12g/kg 灌服，抑制蛋清引起的大鼠足肿胀、醋酸引起的小鼠腹腔毛细血管通透性亢进；百合固金汤 6~24g/kg 灌服，抑制羧甲基纤维素钠溶液引起的大鼠白细胞聚集。

④其他作用：百合固金丸 10g/kg 灌服，可减轻甲状腺素片加利血平片所致"阴虚"小鼠的细胞免疫和体液免疫抑制，但对正常小鼠的免疫功能未见影响。

【功能主治】养阴润肺，化痰止咳。用于肺肾阴虚，燥咳少痰，痰中带血，咽干喉痛。

【用药指导】用于妊娠咳嗽见干咳少痰或痰中带血等症。

【合理配伍】与千金止咳丸、气管炎丸、如意定喘丸等配伍治疗气管炎哮喘。

【用法用量】口服。一次 1 丸，一日 3 次。

【注意事项】

①本品为阴虚燥咳所设，外感咳嗽，寒湿痰喘者忌用。

②本品滋阴碍脾，脾虚便溏、食欲不振者慎服。

③服药期间忌食辛辣燥热、生冷油腻之品。

白 带 净 丸

【药物组成】茯苓、山药（炒）、龙骨（煅）、牡蛎（煅）、芡实、椿皮、杜仲（盐炒）、葛根、青黛、薏苡仁、续断（酒炒）、天花粉、粉萆薢、赤石脂（煅）、肉豆蔻。

【功能与主治】健脾利湿，清热止带。用于湿热下注，赤白带下。

【用法与用量】口服，一次 6g，一日 2 次。

【贮藏】密封。

白 凤 饮

【药物组成】乌鸡、熟地黄、白芍、川牛膝、当归、冬虫夏草、黄芪、茯苓、知母、地骨皮、青蒿、秦艽、黄连、柴胡、香附（制）、艾叶、牡丹皮、延胡索（制）、川贝母、干姜。

【剂型与规格】口服液：每支装 10ml。

【功能与主治】补肝肾，益气血。用于肝肾不足，气血亏虚所致妇女月经失调，崩漏，腰膝酸软等证。

【用法与用量】口服，一次 10ml，一日 2 次。

【贮藏】密封，置阴凉处。

百乐眠胶囊

【药物组成】百合、刺五加（生）、首乌藤、合欢花、珍珠母、石膏、酸枣仁、茯苓、远志、玄参、地黄（生）、麦冬、五味子、灯心草、丹参，辅料为淀粉。

【剂型与规格】胶囊剂：每粒装 0.27g。

【功能主治】滋阴清热，养心安神。用于肝郁阴虚型失眠证，证见入睡困难、多梦易醒、醒后不眠、头晕乏力、烦躁易怒、心悸不安等。

【用药指导】用于产后抑郁、更年期综合征、失眠等。

【不良反应】有致过度镇静的报道。

【用法用量】口服，一次 4 粒，一日 2 次，14 天为一个疗程。

【注意事项】

①忌烟、酒及辛辣、油腻食物。

②服药期间要保持情绪乐观，切忌生气恼怒。

柏子养心丸

【药物组成】柏子仁、党参、炙黄芪、川芎、当归、茯苓、酸枣仁、远志（制）、朱砂、五味子（蒸）、半夏曲、肉桂、炙甘草。

【剂型与规格】大蜜丸：每丸重9g。

【药理研究】柏子养心丸具有镇静催眠作用。

【功能主治】补气，养血，安神。用于心气虚寒，心悸易惊，失眠多梦，健忘。

【用药指导】用于更年期综合征、产后抑郁见精神恍惚，悲伤欲哭等症状者。

【合理配伍】

①联合利培酮治疗精神分裂症阴性症状。

②口服中药煎剂柏子养心丸加味（柏子仁、酸枣仁、天冬、麦冬、枸杞子、当归、茯神、熟地、炙甘草、女贞子、旱莲草）治疗女性更年期综合征有较好的临床疗效。

【用法用量】口服。一次1丸，一日2次。

【注意事项】

①阴虚火旺或肝阳上亢者禁用。

②保持精神舒畅，劳逸适度。忌过度思虑，避免恼怒、抑郁、惊恐等不良情绪。

③失眠患者睡前不宜饮用浓茶、咖啡等兴奋性饮品。

④宜饭后服用。

⑤本品含有朱砂，不可过服、久服；不可与溴化物、碘化物药物同服。

保和口服液

【药物组成】 山楂（焦）、茯苓、莱菔子（炒）、六神曲（炒）、陈皮、麦芽（炒）、半夏（制）、连翘。

【剂型与规格】 口服液：每瓶装 10ml。

【药理研究】 药理研究证实保和口服液能调节胃肠运动功能紊乱，恢复胃肠正常平滑肌运动机能，促进胃肠吸收，增进食欲。此外，还具有增加胃中霉素促消化、抑菌的功效，从而改善脾胃虚弱导致的泄泻、消化不良等症状。

【功效与主治】 用于食积停滞，脘腹胀满，嗳腐吐酸，不欲饮食等症。

【用药指导】 具有消食和胃的功效，临床上用于治疗消化不良，胆系感染，幽门不全梗阻。

【用法与用量】 口服，一次 10～20 毫升，一日 2 次。

【注意事项】

①忌生冷油腻不易消化食物。

②不适用于因肝病或心肾功能不全所致之饮食不消化，不欲饮食，脘腹胀满者。

③身体虚弱或老年人不宜长期服用。

④孕妇忌服。

【备注】 密封，置阴凉处。

保 胎 丸

【药物组成】 熟地黄、艾叶（炭）、荆芥穗、贝母、槲寄生、菟丝子、黄芪、白术（炒）、枳壳（炒）、砂仁、黄芩、厚朴（姜制）、甘草、川芎、白芍、羌活、当归。

【剂型与规格】 大蜜丸：每丸重 9g。

【功能与主治】 补气养血，保产安胎。用于妊娠气虚，胎动不安，习惯性流产。

【用法与用量】口服，一次1丸，一日2次。

【贮藏】密闭，防潮。

保济丸

【药物组成】广藿香、葛根、苍术、厚朴、钩藤、蒺藜、茯苓、薏苡仁、化橘红、天花粉、薄荷、白芷、菊花、木香、神曲茶、稻芽。

【剂型与规格】水丸：每瓶装（1）1.85g，（2）3.7g；浓缩丸：每瓶装1.2g。

【功效与主治】解表，祛湿，和中。用于腹痛吐泻，噫食嗳酸，恶心呕吐，肠胃不适，消化不良，舟车晕浪，四时感冒，发热头痛。

【用法与用量】口服。水丸：一次1.85～3.7g，一日3次；浓缩丸：一次1.2g，一日3次。

【注意事项】①忌食生冷油腻食物。②外感燥热者不宜服用。

【其他剂型】口服液：一次10～20ml，一日3次。

保胎无忧片

【药物组成】艾叶（炭）、荆芥（炭）、川芎、甘草、菟丝子（酒泡）、厚朴（姜制）、羌活、川贝母、当归（酒制）、黄芪、白芍、枳壳（麸炒）。

【剂型与规格】片剂：每片0.35g。

【功能与主治】安胎，养血。用于闪挫伤胎，习惯性小产，难产。

【用法与用量】鲜姜汤送服，一次4～6片，一日2～3次。

【注意事项】忌食鱼类，产妇忌服。

【贮藏】密封。

保妇康栓

【药物组成】莪术油、冰片。

【剂型与规格】栓剂：每粒重 3.5g（每粒含莪术油 80mg）。

【功能与主治】行气破瘀，消炎，生肌，止痛。用于念珠菌性阴道炎，宫颈糜烂等妇科疾病。

【用法与用量】洗净外阴部，将栓剂塞入阴道深部，或在医生指导下用药。每晚 1 粒。

【贮藏】密封，避光，置阴凉干燥处。

葆宫止血颗粒

【药物组成】牡蛎（煅）、白芍、侧柏叶（炒炭）、地黄、金樱子、柴胡（醋炙）、三七、仙鹤草、椿皮、大青叶等。

【剂型与规格】颗粒剂：每袋15g。

【功能与主治】固经止血，滋阴清热。用于冲任不固、阴虚血热所致月经过多、经期延长等病证。

【用法与用量】开水冲服。一次 1 袋，一日 2 次。月经来后开始服用，14 天为一个疗程，连续服用 2 个月经周期。

【贮藏】密封，避光，置阴凉干燥处。

保 胎 灵

【药物组成】熟地黄、牡蛎（煅）、五味子、阿胶、槲寄生、巴戟天、白术（炒）、山药、白芍、龙骨（煅）、续断、枸杞子、杜仲（炭）、菟丝子（饼）。

【剂型与规格】片剂：每片0.4g。

【功能与主治】补肾，固冲，安胎。用于先兆流产，习惯性流产。

【用法与用量】口服，一次 5 片，一日 3 次。

【贮藏】密封。

补中益气丸

【药物组成】黄芪（蜜炙）、党参、甘草（蜜炙）、白术（炒）、当归、升麻、柴胡、陈皮、生姜、大枣。

【剂型与规格】小蜜丸：每 8 丸相当于原生药 3g。

【功能与主治】补中益气，升阳举陷。用于脾胃虚弱，中气下陷，体倦乏力，食少腹胀，久泻、脱肛、子宫脱垂、产后小便不通。

【用法与用量】口服，一次 8～10 丸，一日 3 次。

【贮藏】密封。

补肾养血丸

【药物组成】制何首乌、枸杞子、黑豆、菟丝子、补骨脂（盐制）、牛膝（盐制）、当归、茯苓。

【剂型与规格】小蜜丸：每袋装 6g。

【功能与主治】补肝肾，益精血。用于身体虚弱，血气不足，须发早白。

【用药指导】用于肾虚型月经不调，产后身痛等证。

【用法与用量】口服，水蜜丸一次 6 克，一日 2～3 次。

【贮藏】密封。

柴胡舒肝丸

【药物组成】柴胡、当归、白芍（酒炒）、木香、香附（醋炙）、枳壳（炒）、青皮（炒）、陈皮、厚朴（姜制）、紫苏梗、乌药、豆蔻、防风、三棱（醋制）、莪术（制）、山楂

（炒）、六神曲（炒）、槟榔（炒）、大黄（酒炒）、桔梗、姜半夏、黄芩、茯苓、薄荷、甘草。

【剂型与规格】大蜜丸：每丸重 10g。

【功效与主治】舒肝理气，消胀止痛。用于肝气不舒，胸胁痞闷，食滞不清，呕吐酸水。

【用药指导】用于月经不调，经行乳胀及产后抑郁见上述证候者。

【用法与用量】口服，一次 1 丸，一日 2 次。

【注意事项】体虚气滞者不宜服用；久郁气血不足之人不宜使用；孕妇及脾胃虚寒者忌服。

柴银口服液

【药物组成】柴胡、金银花、葛根、黄芩、荆芥、青蒿、桔梗、杏仁、薄荷、鱼腥草。

【剂型与规格】口服液：1 瓶 20ml。

【功能与主治】清热解毒，利咽止渴。用于上呼吸道感染内感外热证，症见：发热恶风，头痛，咽痛，汗出，鼻塞流涕。

【用药指导】用于经行发热，产后外感发热。

【用法与用量】口服，一次 1 瓶，一日 3 次。

【贮藏】密封。

参桂调经丸

【药物组成】党参（炙）、牡丹皮、白芍（炒）、川芎（制）、吴茱萸、当归、甘草（炙）、肉桂、半夏、麦冬、阿胶。

【剂型与规格】大蜜丸：每丸重 7.5g。

【功能与主治】温经活血。用于月经不调，经行前后虚寒型腹冷痛，月经过少。

【用法与用量】口服，一次 1 丸，一日 2 次。

【贮藏】密封。

参苓白术丸（散）

【药物组成】人参、白术（炒）、茯苓、山药、莲子、白扁豆、薏苡仁（炒）、砂仁、桔梗、甘草。

【剂型与规格】水丸：每袋装 9g。

【功能主治】补脾胃，益肺气。用于脾胃虚弱，食少便溏，气短咳嗽，肢倦乏力。

【用药指导】用于妊娠水肿，白带量多，经期泄泻等见上述证候者。

【用法用量】口服，每次 9g，每日 2 次。

【注意事项】

①忌食生冷食物，实热便秘者忌用。

②高血压者及孕妇忌用。

③感冒期间慎用。

参芪五味子片

【药物组成】五味子、党参、黄芪、酸枣仁（炒）。

【剂型与规格】片剂：每片重 0.25g。

【药理研究】

①镇静作用：服用参芪五味子片的小鼠自发活动次数明显下降，且戊巴比妥钠睡眠率及睡眠时间有明显增加和延长。

②抗应激作用：参芪五味子片连续给药 7 天，测定小鼠游泳时间、常压耐缺氧时间及小鼠爬杆试验，证明该药能明显提高活动能力、耐缺氧能力，具有抗疲劳作用。

③提高免疫功能作用：参芪五味子片连续给药 7 天，小鼠

网状内皮细胞吞噬碳粒的活性明显提高，羊红细胞诱导的特意性循环抗体水平增加，从而增强肌体防御功能。

④抗衰老及益智作用：采用测定小鼠红细胞内 SOD 活力、小鼠耐缺氧实验、跳台法及水迷宫法测定小鼠学习记忆实验，结果参芪五味子片能显著提高老龄鼠红细胞内 SOD 活力，提高老龄鼠耐缺氧时间，增强其学习记忆能力，且随剂量加大而作用增强。

⑤毒理：参芪五味子片在急性毒性试验中，无法测得半数致死量。

【功能主治】健脾益气，宁心安神。用于心悸气短，动则气喘易汗，少寐多梦，倦怠乏力，健忘等证。

【用药指导】

①产后抑郁，不寐：多因心脾两虚而致失眠多梦，健忘，倦怠，心慌易惊，食少纳呆，气短乏力，舌质淡，苔薄白，脉弱；神经衰弱见上述证候者。

②卵巢早衰。

【合理配伍】和他巴唑配合治疗甲亢。

【不良反应】报道有 1 例患者出现面色潮红、脸浮肿、胸闷、喘憋急躁、浑身不舒服，停药 2 天后症状消失。

【用法用量】口服，一次 3~5 片，一日 3 次。

【注意事项】

①忌辛辣、生冷、油腻食物。

②凡脾胃虚弱，食入难化，呕吐泄泻，腹胀便溏、咳嗽痰多者忌服。

③不宜和感冒类药同时服用。

④服药同时不宜服用藜芦及其制剂。

⑤高血压、糖尿病患者或正在接受其他药物治疗的患者应在医师指导下服用。

⑥本品宜饭前或进食同时服用。

⑦按照用法用量服用，小儿及孕妇者应在医师指导下服用。

⑧服药期间出现血压上升、面红皮疹、出血头痛、食欲不振、恶心呕吐、等症状时应停药并去医院就诊。

⑨痰火扰心，瘀血阻络之不寐、心悸者不宜。

⑩失眠患者睡前不宜服用咖啡、浓茶等兴奋性饮品。

⑪保持心情舒畅。忌过度思虑、避免恼怒、抑郁等不良情绪。

参茸鹿胎膏

【药物组成】杜仲（炭）、人参、化橘红、熟地黄、丹参、小茴香（盐制）、益母草、桃仁（炒）、川芎、荆芥穗（炭）、白芍、香附（醋制）、莱菔子、白术（麸炒）、肉桂、银柴胡、泽泻（盐制）、槟榔（焦）、厚朴（姜制）、神曲（炒）、附子（制）、麦芽（炒）、赤芍、山楂（焦）、延胡索（醋制）、苍术（炒）、续断、吴茱萸（盐制）、砂仁、海螵蛸、茯苓、乌药、牡丹皮、牛膝、龟甲（醋制）、豆蔻、木瓜、红花、木香、山药、沉香、当归、鹿茸、甘草、鹿胎。

【剂型与规格】膏剂：每块重50g。

【功能与主治】调经活血，温宫止带，逐瘀生新。用于月经不调，行经腹痛，四肢无力，子宫寒冷，赤白带下，久不受孕，骨蒸劳热，产后腹痛。

【用法与用量】温黄酒或温开水冲服，一次 10g，一日2 次。

【注意事项】孕妇忌服。

【贮藏】密闭，置阴凉干燥处。

参茸白凤丸

【药物组成】人参、鹿茸（酒制）、黄芪、党参（炙）、当归（酒蒸）、川芎（酒制）、熟地黄、白芍（酒制）、延胡索等。

【剂型与规格】大蜜丸：每丸重9.4g。

【功能与主治】补血，调经，安胎。用于气血不足所致月经失调，经行腹痛。

【用法与用量】口服，水蜜丸一次6g，大蜜丸一次1丸，一日1次。

【注意事项】感冒发热忌服，孕妇遵医嘱服用。

【贮藏】密封。

参茸卫生丸

【药物组成】龙眼肉、鹿角、大枣、香附（醋制）、肉苁蓉（酒制）、杜仲（盐制）、当归、牛膝、鹿茸等。

【剂型与规格】大蜜丸：每丸重9g。

【功能与主治】补血益气，兴奋精神。用于气血两亏、思虑过度、精神不足、筋骨无力、心脏衰弱、腰膝酸痛、梦遗滑精，自汗盗汗，头昏眼花，妇女血寒，赤白带下，崩漏不止，腰疼腹痛。

【用法与用量】口服，一次1丸，一日2次。

【贮藏】密封，置阴凉干燥处。

参苏丸（胶囊、片）

【药物组成】陈皮、大枣、党参、茯苓、甘草、葛根、姜半夏、桔梗、木香、前胡、生姜、枳壳（麸炒）、紫苏叶。

【剂型与规格】丸剂：大蜜丸每丸重9g，小蜜丸每10丸重 1.3g，水蜜丸每 10 丸重 0.8g，水丸每 10 丸重 0.6g。片剂：每片重 0.5g。

【药理作用】

①解热作用。

②镇痛作用。

③抗炎作用。

④镇咳祛痰作用。

⑤增强机体免疫作用。

【功能主治】疏风散寒，祛痰止咳。用于体弱感冒风寒，恶寒发热，头痛鼻塞，咳嗽痰多，胸闷呕逆。

【用药指导】用于经行发热产后外感发热者。

【用法用量】丸剂：口服，水丸一次 6～9g，水蜜丸一次 8～13g，小蜜丸一次 9～18g，大蜜丸一次 1～2 丸，一日 2～3 次。片剂：口服，一次 3～5 片，一日 2～3 次。

【注意事项】

①忌食辛辣油腻。

②风热表证不宜用。

产妇安颗粒

【药物组成】当归、川芎、红花、桃仁、甘草、干姜（炮）、益母草。

【剂型与规格】颗粒剂：每袋装 6g。

【功能与主治】祛瘀生新。用于产后血瘀腹痛，恶露不尽。

【用法与用量】开水冲服，一次 6g，一日 2 次。

【注意事项】忌食生冷之物。

【贮藏】密封。

产后康膏

【药物组成】黄芪、党参（炒）、当归（炒）、丹参、益母草、陈皮、生地黄、砂仁、甘草（炙）、白芍（炒）等。

【剂型与规格】膏剂：每瓶180g。

【功能与主治】益气养血、滋肾柔肝、健脾和胃。用于产后、流产后贫血，恶露不净，头晕目眩，心悸汗多，失眠神疲，食欲不振。

【用法与用量】口服，一次30g，一日2次，早晚用开水冲服。

【注意事项】发烧期间暂停服用。

【贮藏】密封，置阴凉干燥处。

产后逐瘀片

【药物组成】益母草、当归、川芎、炮姜。

【剂型与规格】片剂：每片重0.3g。

【功能与主治】活血调经，去瘀止痛。用于产后瘀血不净，腹痛。

【用法用量】口服，一次3片，一日3次。

【贮藏】密封，防潮。

产后益母丸

【药物组成】益母草、当归、川芎、赤芍（炒）、香附（醋炙）、延胡索（醋炙）、熟地黄、红花、桃仁（炒）。

【剂型与规格】大蜜丸：每丸重6g。

【功能与主治】活血化瘀，理气止痛。用于产后恶露不尽，瘀血腹痛，亦可用于瘀血痛经。

【用法与用量】黄酒送服，一次1~2丸，一日2次。

【贮藏】密封。

产灵丸（产灵丹）

【药物组成】人参、白术（麸炒）、当归、川芎、苍术、何首乌（黑豆酒炙）、荆芥穗、防风、麻黄、白芷、细辛、八角茴香、木香、桔梗、血竭、甘草（蜜炙）、川乌、草乌、两头尖。

【剂型与规格】小蜜丸：每 100 粒重 21g；大蜜丸：每丸重 6g。

【功能与主治】益气养血，散风止痛。用于产后气血虚弱，感受风寒引起的周身疼痛，头目眩晕，恶心呕吐，四肢浮肿。

【用法与用量】口服，小蜜丸一次 20～40 粒，大蜜丸一次 1～2 丸，一日 2 次。

【注意事项】孕妇忌服。

【贮藏】密封。

慈 航 丸

【药物组成】益母草、当归、川芎、香附。

【剂型与规格】大蜜丸：每丸重 9g。

【功能与主治】逐瘀生新。用于妇女经血不调，癥瘕痞块，产后血晕，恶露不尽。

【用法与用量】温黄酒或温开水送下，一次 1 丸，一日 2 次。

【贮藏】密闭，防潮。

苁蓉通便口服液

【药物组成】肉苁蓉、何首乌、枳实（麸炒）、蜂蜜。

【剂型与规格】口服液，每支装 10ml。

【功能主治】滋阴补肾，润肠通便。用于中老年人，病后、产后等虚性便秘及习惯性便秘。

【用法用量】口服，一次 10～20ml，一日 1 次，睡前或清晨服。

【注意事项】孕妇慎用。

【不良反应】有患者服用后出现抽搐的报道。

苁蓉益肾颗粒

【药物组成】五味子（酒制）、肉苁蓉（酒制）、菟丝子（酒炒）、茯苓、车前子（盐制）、巴戟天（制）。

【剂型与规格】颗粒剂，每袋 2g。

【药理研究】

①明显降低小鼠氧耗，保护缺氧心肌：采用常压和低压缺氧条件下分别观察小鼠平均存活时间和心肌耗氧量。结果苁蓉益肾颗粒高低剂量组均可使常压和低压缺氧条件下小鼠平均存活时间延长；降低常压条件下心肌耗氧量。

②临床前动物试验结果提示：本品可延长氢化可的松致肾阳虚小鼠游泳时间，提高自主活动能力和抑制体重的降低；对巴比妥钠引起的小鼠方向性记忆障碍有改善作用；对去势大鼠包皮腺和提肛肌重量的减轻也有抑制作用；可增加未成熟雄性小鼠的血清睾丸酮含量；并可部分提高正常及环磷酰胺致免疫低下小鼠的免疫功能。

【功能主治】滋阴补气，填精益髓。用于肾气不足，腰膝疼痛，记忆衰退，头晕耳鸣，四肢无力。

【用药指导】

①由肾气亏虚所致月经不调，不孕等妇科疾病。

②用于产后便秘，盆腔静脉淤血综合征等属肝肾亏损型者。

【用法用量】口服，一次1袋，一日2次。

催 乳 丸

【药物组成】当归、通草、麦芽、川芎、穿山甲、漏芦、地黄、黄芪、鹿角霜、白芍、木香、王不留行（炒）。

【剂型与规格】大蜜丸：每丸重9g。

【功能与主治】助气补血，活络下乳。用于产后气血亏损，乳汁不通，乳汁稀少。

【用法与用量】口服，一次1丸，一日2次。

【贮藏】密闭，防潮。

大 补 阴 丸

【药物组成】熟地黄、龟甲（制）、知母（盐炒）、黄柏（盐炒）、猪脊髓。

【剂型与规格】大蜜丸：每丸9g；水蜜丸：每袋6g。

【药理研究】大补阴丸对正常小鼠及四氧嘧啶所致小鼠高血糖有降糖作用。大补阴丸可明显减轻空肠弯曲杆菌致敏小鼠肝脏自身免疫性炎症反应，而且可降低血清中抗 ds2DNA、ss2DNA 抗体水平，表明大补阴丸对空肠弯曲杆菌所致自身免疫反应有改善作用。此外，大补阴丸对空肠弯曲杆菌致敏小鼠异常亢进的脾细胞增殖反应具有明显的调节作用，提示大补阴丸对空肠弯曲杆菌致敏小鼠自身免疫性病理变化的改善作用与其纠正整体免疫功能失调有关。

【功效与主治】滋阴降火。用于阴虚火旺，潮热盗汗，咳嗽咯血，耳鸣遗精。

【用药指导】用于妇女绝经期综合征有上述证候者。

【合理配伍】大补阴丸合二至丸治疗经间期出血。

【用法与用量】口服。蜜丸：一次1丸，一日2次；水蜜丸：一次6g，一日2~3次。空腹时姜盐汤或淡盐水送服。

【注意事项】

①忌食辛辣食物。

②脾胃虚弱者不宜服用本品。

大黄䗪虫丸

【药物组成】熟大黄、䗪虫、水蛭、虻虫、蛴螬、干漆、桃仁、炒苦杏仁、黄芩、生地、白芍、甘草.

【剂型与规格】大蜜丸：每丸重3g。

【功能与主治】活血破瘀，通经消癥。用于瘀血内停所导致的癥瘕、闭经等证见肌肤甲错、面色黯黑、潮热。

【用法与用量】口服，一次1丸，一日2次。

【贮藏】密闭，防潮。

大蓟止血片

【药物组成】大蓟草、干姜。

【剂型与规格】片剂：每片0.4g。

【功能与主治】凉血，止血。用于妇女功能性子宫出血，子宫复旧不全等。

【用法与用量】口服，一次3~4次，一日3次。

【贮藏】密封。

丹栀逍遥丸

【药物组成】牡丹皮、栀子（炒焦）、柴胡（酒制）、白芍（酒炒）、当归、茯苓、白术（土炒）、薄荷、甘草（蜜炙）。

【剂型与规格】小蜜丸：每12丸重1g。

【功能与主治】舒肝解郁，清热调经。用于肝郁化火所致胸胁胀痛，烦闷急躁，颊赤口干，食欲不振或有潮热，以及妇女月经先期，经行不畅，胸胁乳房与少腹胀痛。

【用法与用量】口服，一次 6~9g，一日 2 次。

【注意事项】忌食生冷，辛辣。

【贮藏】密闭，防潮。

丹参注射剂

【药物组成】丹参、降香。

【剂型与规格】注射剂，每支 2ml。

【药理研究】具有活血行气散瘀，抑制血小板凝集，扩张血管，改善微循环，增加人体组织血液供应，提高机体对缺氧的耐受性，促进组织修复，降血脂，调节免疫功能等作用。

【功效与主治】丹参适用于心绞痛及急性心肌梗塞。用于脑血栓形成的后遗症亦有效。此外还可用于血栓闭塞性脉管炎、硬皮病、视网膜中央动脉栓塞、神经性耳聋、白塞氏综合征及结节性红斑等。复方丹参注射液有减慢心率、镇静、安眠和短暂降压作用。现在用于心绞痛、心肌梗塞、脑缺氧、脑栓塞、神经衰弱等。

【用药指导】用于经行绞痛，盆腔炎，盆腔静脉淤血综合征等。

【不良反应】经过分析发现，复方丹参注射液引起不良反应发生率，男性高于女性，高龄大于低龄。不良反应以速发型为主。

【用法与用量】肌注：用于轻症病人，每次 2ml，1 日 2 次，2~4 周为 1 疗程。静滴：1 日 1 次，以本品 8~16ml 加入 5% 葡萄糖液 100~150ml 滴注，2~4 周为 1 疗程。

当归补血丸

【药物组成】当归、黄芪。

【剂型与规格】大蜜丸：每丸重9g。

【功能与主治】补养气血。用于身体虚弱，气血两亏。

【用药指导】用于血虚引起的经行绞痛，痛经月经过少等。

【用法与用量】口服，一次1丸，一日2次。

【贮藏】密闭，防潮。

当归红枣颗粒

【药物组成】当归、红枣。

【剂型与规格】颗粒剂：每袋装15g。

【功能与主治】活血调经，健脾益气，用于月经不调，功能性子宫出血，脾虚食少。

【用法与用量】口服，一次15g，一日2~3次。

【贮藏】密封，阴凉干燥处保存。

当归益血膏

【药物组成】当归、熟地黄、白芍（酒制）、川芎（酒制）、党参、黄芪（蜜炙）、阿胶、茯苓、甘草（蜜炙）。

【剂型与规格】膏剂：每瓶165g。

【功能与主治】滋补气血。用于贫血，头晕，心悸健忘，妇女月经不调，产后血虚、体弱。

【用法与用量】口服，一次15g，一日2次。

【贮藏】密封，置阴凉处。

得 生 丸

【药物组成】益母草、当归、白芍、柴胡、木香、川芎。

【剂型与规格】每丸重9g。

【功能与主治】养血化瘀、调经止痛。用于血瘀气滞，月经不调，经期腹痛，癥瘕痞块。

【用药指导】用于血瘀引起的月经过多，过少，经间期出血及痛经等。

【用法与用量】口服，一次1丸，一日2次。

【注意事项】孕妇忌服。

【贮藏】密封。

调经补血丸

【药物组成】当归（酒制）、白术（土炒）、香附（制）、熟地黄（酒制）、益母草、木香、续断、丹参、鸡血藤膏。

【剂型与规格】大蜜丸：每丸重4.5g；水丸：每粒重0.3g。

【功能与主治】理气，养血，通经。用于血虚气滞，月经不调，腰酸腹痛。

【用法与用量】口服，大蜜丸一次1丸，水丸一次4～6粒，一日3次。

【注意事项】感冒、发热者忌服。

【贮藏】密闭，防潮。

调经促孕丸

【药物组成】鹿茸、淫羊藿、仙茅、续断、桑寄生、菟丝子、枸杞子、覆盆子、山药、莲子（去心）、茯苓、黄芪、白芍、酸枣仁（炒）、钩藤、丹参、赤芍、鸡血藤。

【剂型与规格】小蜜丸：每100粒重10g。

【功能与主治】补肾健脾，养血调经。用于脾肾阳虚引起的月经后期，月经过少，月经稀发，不孕症等。

【用法与用量】口服，一次5g（50粒），一日2次，自月经期第五天起连服20天，无周期者每月连服20天，连服3个月或遵医嘱。

【贮藏】密封。

调经活血片

【药物组成】木香、川芎、延胡索（醋制）、当归、熟地黄、赤芍、红花、乌药、白术、丹参、香附（制）、吴茱萸、泽兰、鸡血藤、菟丝子。

【剂型与规格】片剂：每片0.35g。

【功能与主治】调经活血，行气止痛。用于月经不调，行经腹痛。

【用法与用量】口服，一次5片，一日3次。

【贮藏】密封。

调经化瘀丸

【药物组成】香附（醋制）、艾叶（炭）、当归、地黄、川芎、赤芍、桃仁、红花、三棱（醋制）、莪术（醋制）、干漆（炭）。

【剂型与规格】浓缩丸：每10粒重2g。

【功能与主治】调经行血，理气化瘀。用于气滞血瘀引起的经血不调，行经腹痛或经闭不通。

【用法与用量】口服，一次10粒，一日2次。

【贮藏】密闭，防潮。

调经养血丸

【药物组成】当归、白芍（炒）、香附（制）、陈皮、熟地黄、川芎、甘草（蜜炙）、大枣、白术（炒）、续断、砂仁、黄芩（酒炒）。

【剂型与规格】小蜜丸：每40丸重3g。

【功能与主治】补血，理气，调经。用于血虚气滞，月经不调，腰酸腹胀，赤白带下。

【用法与用量】口服，一次9g，一日2次。

【贮藏】密封。

调经益母片

【药物组成】益母草、冰糖草、丹参。

【剂型与规格】片剂：每片0.25g。

【功能与主治】调经活血，祛瘀生新。用于血瘀所致月经不调，经期腹痛及产后瘀血内停，子宫收缩不良。

【用法与用量】口服，一次2~4片，一日2次。

【贮藏】密封。

调经至宝丸

【药物组成】大黄、木香、牵牛子（炒）、枳实（麸炒）、苍术、五灵脂（醋炒）、陈皮、黄芩、山楂、香附（醋炒）、三棱（醋炒）、当归、槟榔、莪术（醋煮）、鳖甲（醋制）。

【剂型与规格】小蜜丸：每20粒重1g。

【功能与主治】破瘀，调经。用于妇女血瘀积聚，月经闭止，经期紊乱，行经腹痛。

【用法与用量】每晚用藕节水或红糖水送服，一次12g，一日1次。

【注意事项】体质衰弱、血虚经闭、大便溏薄、无瘀滞者及孕妇忌服。

【贮藏】密闭，防潮。

调经止带丸

【药物组成】熟地黄、香附（制）、远志（甘草制）、川芎（酒炒）、海螵蛸、赤石脂（煅）、当归、白芍（酒炒）、椿皮、牡蛎（煅）、黄柏（盐炒）。

【剂型与规格】小蜜丸：每瓶60g。

【功能与主治】补血调经，清热，利湿。用于月经不调，湿热下注，赤白带下。

【用法与用量】口服，一次9～12g，一日1～2次。

【注意事项】忌食生冷、辛辣、感冒发热者忌服。

【贮藏】密闭，防潮。

调经止痛片

【药物组成】当归、党参、川芎、益母草、香附（炒）、泽兰叶、大红袍。

【剂型与规格】片剂：每盒36片。

【功能与主治】补气活血，调经止痛。用于月经不调，经期腹痛，产后瘀血不尽等。

【用法与用量】口服，一次6片，一日3次。

【注意事项】孕妇忌服。

【贮藏】密封。

调经姊妹丸

【药物组成】五灵脂、桃仁霜、香附（醋炙）、肉桂、大黄、当归、青皮、莪术、丹参。

【剂型与规格】小蜜丸：每 30 丸重 3.2g。

【功能与主治】活血调经，逐瘀生新。用于瘀滞性月经失调，行经腹痛。

【用法与用量】口服，一次 30 丸，一日 2 次。

【注意事项】孕妇忌服。

【贮藏】密闭，防潮。

定　坤　丹

【药物组成】西洋参、白术、茯苓、熟地黄、当归、白芍、川芎、黄芪、阿胶、五味子（醋炙）、鹿茸、肉桂、艾叶、杜仲（炒炭）、续断、佛手、陈皮、厚朴（姜炙）、柴胡、香附（醋炙）、延胡索（醋炙）、牡丹皮、琥珀、龟板（沙烫醋淬）、地黄、麦冬、黄芩。

【剂型与规格】小蜜丸：每 100 丸重 30g；大蜜丸：每丸重 12g。

【功能与主治】补气养血，理气调经，用于冲任虚损，气血两亏，身体瘦弱，月经不调，经期紊乱，行经腹痛，崩漏不止，腰酸腿软。

【用法与用量】口服，小蜜丸一次 40 丸，大蜜丸一次 1 丸，一日 2 次。

【注意事项】孕妇忌服。

【贮藏】密封。

杜　仲　冲　剂

【药物组成】杜仲、杜仲叶。

【剂型与规格】冲剂：每袋装 5g。

【功能与主治】补肝肾，强筋骨，安胎。用于肾虚腰痛，腰膝无力，胎动不安，先兆流产。

【用法与用量】开水冲服，一次 5g，一日 2 次。

【贮藏】密封。

独活寄生合剂（丸）

【药物组成】独活、寄生、杜仲、牛膝、秦艽、茯苓、肉桂、防风、党参、当归、川牛膝、甘草、白芍、熟地黄、细辛。

【剂型与规格】合剂：每瓶装 100ml；大蜜丸：每丸重 9g。

【药理研究】本品有一定镇痛、抗炎作用。

①抗炎作用：独活寄生汤提取物给小鼠局部外涂，能抑制巴豆油所致小鼠耳肿胀及大鼠甲醛性足肿胀。

②镇痛作用：独活寄生汤提取物 13g/kg 灌服，可减少醋酸所致小鼠扭体反应次数，并明显提高热板法试验小鼠痛阈。

③改善微循环：独活寄生汤制备的注射液 10g/kg 腹腔注射可使小鼠耳毛细血管管径开放百分率增加，延迟肾上腺素所致毛细血管收缩的潜伏期及其所致毛细血管闭合。

【功效与主治】养血舒筋，祛风除湿。用于风寒湿痹所致的腰膝冷痛，屈伸不利。

【用药指导】用于经行绞痛，产后身痛。

【合理配伍】本品含甘草，不宜与含海藻、大戟、甘遂、芫花的药物同用；含肉桂不宜与含赤石脂的药物同用；含党参、白芍、细辛不宜与含藜芦的药物同用。鉴于中药成分复杂，与西药同用有发生相互作用的可能，建议与西药间隔服用。

【不良反应】报道 1 例首次服用约 40ml 后，约 0.5h，出现脸部潮热，头晕，恶心呕吐，咽喉部水肿，心跳加快，呼吸抑制，伴四肢麻木，两腿发软。

【用法与用量】口服。合剂：一次 15~20ml，一日 3 次，用时摇匀。蜜丸：成人每次 1 丸，每日 2 次，7 岁以上儿童服成人的 1/2 量。

【注意事项】

①本品补肝肾，祛风湿，主治痹病属寒湿闭阻、肝肾不足者，关节红肿热痛，热痹实证者忌用。

②本品中有活血温散之品，有碍胎元，孕妇慎用。

③忌生冷、油腻食物。

独一味胶囊

【药物组成】本品为独一味经加工制成的胶囊。

【剂型与规格】胶囊剂：每粒装 0.3g。

【功能与主治】活血止痛，化瘀止血。用于多种外科手术后的刀口疼痛、出血，外伤骨折，筋骨扭伤，风湿痹痛以及崩漏、痛经、牙龈肿痛、出血等。

【用药指导】用于无排卵性功血，经间期出血，月经量多等属血瘀证者。

【用法与用量】口服，一次 3 粒，一日 3 次，7 天为一疗程；或必要时服。

【不良反应】服用独一味胶囊偶见药后胃脘不适、隐痛。

【注意事项】孕妇慎用，用后如胃有不适请停药。

【贮藏】密封。

断血流胶囊

【药物组成】本品为断血流经加工制成的胶囊剂。

【剂型与规格】胶囊剂：每粒装 0.35g。

【功能与主治】凉血止血。用于功能性子宫出血，月经过多，产后出血，子宫肌瘤出血，尿血，便血，吐血，咯血，鼻衄，单纯性紫癜，原发性血小板减少性紫癜等。

【用法与用量】口服，一次 3～6 粒，一日 3 次。

【贮藏】密封。

二 陈 丸

【药物组成】陈皮、半夏（制）、茯苓、甘草、生姜。

【剂型与规格】浓缩丸：每 8 丸 3g。

【功能与主治】燥湿化痰，理气和胃。用于咳嗽痰多，胸脘胀闷，恶心呕吐。

【用药指导】妊娠呕吐、妊娠咳嗽等见上述证候者。

【用法与用量】口服，一次 12～16 丸，一日 3 次。

【贮藏】密封。

风 湿 液

【药物组成】鹿角胶、鳖甲胶、红曲、红花等。

【剂型与规格】口服液：每瓶装 10ml，100ml，250ml，500ml。

【功效与主治】补养肝肾，养血通络，祛风除湿。用于肝肾血亏、风寒湿痹引起的关节疼痛，四肢麻木。

【用药指导】用于产后身痛。

【合理配伍】鉴于中药成分复杂，与西药同用有发生相互作用的可能，建议与西药间隔服用。

【不良反应】文献报道，有患者服用常规剂量风湿液后出现胸闷，呼吸困难，面部出汗，或皮肤潮红，丘疹，瘙痒等过敏反应。

【用法与用量】口服。一次 10～15ml，一日 2～3 次。

【注意事项】

①不宜在服药期间同时服用其他泻火及滋补性中药。

②有高血压、心脏病、肝病、糖尿病、肾病等慢性病患者

应在医师指导下服用。

③对酒精及本品过敏者禁用，过敏体质者慎用。

④本品补益肝肾，祛风除湿，湿热痹病者不宜服用，主要表现为关节肿痛如灼，痛处发热，疼痛窜痛无定处，口干唇燥。

⑤儿童、孕妇、月经期妇女禁用。

⑥忌寒凉及油腻食物。

⑦本品宜饭后服用。

复方阿胶浆

【药物组成】阿胶、红参、熟地黄、党参、山楂。

【剂型与规格】胶浆剂：每支 20ml。

【功能与主治】补气养血。用于气血两虚，头晕目眩，心悸失眠及贫血。

【用药指导】用于气虚两虚所致的月经过少，月经后期经行头痛，痛经，闭经，产后血晕等病证。

【用法与用量】口服，一次 20ml，一日 3 次。

【贮藏】密封。

复方元胡止痛片

【药物组成】延胡索（醋制）、香附（醋制）、川楝子、徐长卿。

【剂型与规格】片剂：每片重 0.3g。

【功能与主治】疏气止痛。用于气滞血瘀所致经行腹痛、经行头痛。

【用法与用量】口服，一次 2~4 片，一日 3 次。

【贮藏】密封。

复方鹿胎丸

【药物组成】鹿胎、益母草、当归、白芍、川芎、木香、柴胡、朱砂。

【剂型与规格】大蜜丸：每丸重6g。

【功能与主治】理血温经。用于寒凝血瘀所致月经失调，小腹冷痛，肢体酸软。

【用法与用量】用黄酒或白开水送服，一次1丸，一日2次。

【禁忌】孕妇忌服。

【贮藏】密闭，防潮。

复方枣仁胶囊

【药物组成】酸枣仁、左旋延胡索乙素。

【剂型与规格】胶囊剂：每粒装0.4g（含左旋延胡索乙素60mg）。

【药理研究】复方枣仁胶囊可明显减少小鼠自主活动，增加阈下剂量戊巴比妥钠引起的小鼠入睡率，缩短催眠剂量戊巴比妥钠小鼠的睡眠潜伏期，并明显延长其睡眠时间，说明复方枣仁胶囊有明显的镇静催眠作用，与其临床观察报道相符。复方枣仁胶囊对小鼠脑组织中单胺类神经递质有一定的降低趋势。

【功效与主治】养心安神。用于心神不安，失眠，多梦，惊悸。用于失眠。

【用药指导】治疗更年期综合征，产后抑郁所致的失眠。

【不良反应】复方枣仁胶囊致呼吸困难一例，不良反应有恶心，乏力，眩晕，嗜睡和轻度呼吸抑制，故怀疑该患者所发生的药物不良反应是由药物中所含成分罗通定所致。

【用法与用量】口服，一次 1 粒，睡前服。

【注意事项】孕妇慎用。

妇 宝 颗 粒

【药物组成】地黄、忍冬藤、续断、杜仲叶（盐水炒）、麦冬、莲房（炭）、川楝子、白芍（酒炒）、延胡索（醋制）、甘草、侧柏叶（炒）、红藤。

【剂型与规格】颗粒剂：每袋装 10g。

【功能与主治】益肾和血，理气止痛。用于妇女盆腔炎、附件炎等引起的小腹胀痛，腰酸，白带，经漏等证。

【用法与用量】用开水冲服，一次 20g，一日 2 次。

【贮藏】密封。

妇得康泡沫剂

本品为苦参总生物碱经加工制成的泡沫剂。

【剂型与规格】泡沫剂：每瓶净重 30g，内含总生物碱（以苦参碱计）6g。

【功能与主治】清热燥湿，杀虫。用于慢性宫颈炎、宫颈糜烂、阴道炎之湿热下注证。

【用法与用量】先以 0.1% 高锰酸钾溶液或 0.1% 新洁尔灭溶液冲洗阴道，再用本品喷射于宫颈区，每周 2~3 次。

【注意事项】

①本品不得直接启开铝盖。

②放置后分层，用前摇匀。

③月经期停用；用药期间禁止性生活。

【贮藏】置阴凉干燥处，防热，防撞击。

复方鲜竹沥口服液

【药物组成】鲜竹沥、鱼腥草、生半夏、生姜、枇杷叶、薄荷油、桔梗。

【剂型与规格】口服液:每支 20ml。

【功能与主治】清热化痰,止咳。用于痰热咳嗽、痰黄黏稠。

【用法与用量】口服,一次 20ml,一日 2~3 次。

【贮藏】密封,置阴凉处。

妇康宝口服液

【药物组成】熟地黄、川芎、白芍、艾叶、当归、甘草、阿胶。

【剂型与规格】口服液:每支 10ml。

【功能与主治】补血调经,止血安胎。用于失血过多,面色萎黄,月经不调,小腹冷痛,胎漏胎动。

【用法与用量】口服,一次 10ml,一日 2 次,胎动胎漏者加倍或遵医嘱。

【注意事项】舌淡肢冷或舌红烦渴者忌用。

【贮藏】密封,置阴凉处。

妇　康　片

【药物组成】益母草、延胡索(醋制)、阿胶、当归、人参、熟地黄、白芍(酒制)、川芎、白术(炒)、茯苓、甘草(蜜炙)。

【剂型与规格】片剂:每片 0.5g。

【药理作用】具有消炎止痛,养血调经,祛毒化瘀,补气养颜,促进骨髓造血,兴奋和抑制子宫,快速止痛,抑菌抗

炎，提高机体免疫力及改善微循环的作用，有气血双补之
疗效。

①对心血管系统的作用：益母草、人参、白术、川芎、当
归对血小板聚集、血栓形成有较明显的抑制作用。

②促进骨髓造血：当归、白芍、川芎、熟地黄和阿胶等能
够促进红细胞、Hb、白细胞及 BPC 的生成，促进骨髓造血。

③兴奋和抑制子宫：当归、川芎和益母草等能够双向调节
子宫的收缩和松弛，从而达到调整月经的目的。

④镇痛：白芍和延胡索具有镇痛的作用。

⑤抑菌抗炎：当归、熟地黄和白芍等分别具有抗炎作用。

⑥提高机体免疫力：人参、当归、茯苓和益母草等分别能
够增强机体细胞免疫和体液免疫的作用。

⑦改善微循环：降低血小板的黏附和凝聚及血液的黏稠
度，从而改善微循环。

【功能与主治】补气，养血，调经。用于气血两亏，体虚
无力，月经不调，经期腹痛。

【用法与用量】口服，一次 5 片，一日 2 次。

【贮藏】密封。

妇康宁片

【药物组成】白芍、香附、当归、三七、艾叶（炭）、麦
冬、党参、益母草。

【剂型与规格】片剂：每片重 0.25g。

【功能与主治】调经养血，理气止痛。用于气血两亏，经
期腹痛。

【用法与用量】口服，一次 8 片，一日 2 ~ 3 次或经前 4 ~
5 天服用。

【注意事项】孕妇忌服。

【贮藏】密闭，防潮。

妇 良 片

【药物组成】当归、熟地黄、续断、白芍、山药、白术、地榆（炒）、白芷、牡蛎（煅）、海螵蛸、阿胶（海蛤粉炒珠）、血余炭。

【剂型与规格】片剂：每片重0.3g。

【功能与主治】补血健脾，固经止带。用于血虚脾弱，带下质清，崩漏色淡，经后少腹隐痛，头昏目眩，面色无华。

【用法与用量】口服，一次4~6片，一日3次。

【注意事项】带下腥臭、色红暴崩、紫色成块及经前、经期腹痛患者慎服。

【贮藏】密封。

妇 乐 颗 粒

【药物组成】忍冬藤、大血藤、甘草、大青叶、蒲公英、牡丹皮、赤芍、川楝子、延胡索（制）、大黄（制）。

【剂型与规格】颗粒剂：每袋装6g。

【功能与主治】清热凉血，活血化瘀，消肿止痛。用于急性盆腔炎、急性附件炎、急性子宫内膜炎等引起的带下、腹痛。

【用法与用量】开水冲服，一次12g，一日2次。

【注意事项】孕妇慎用。

【贮藏】密封。

妇科白带片

【药物组成】白术（炒）、苍术、陈皮、荆芥、党参、甘草、柴胡、山药、车前子（炒）、白芍（炒）。

【剂型与规格】片剂：每片 0.25g。

【功能与主治】健脾舒肝，除湿止带。用于脾虚湿盛，白带连绵，腰腿酸痛。

【用法与用量】口服，一次 4~5 片，一日 2 次。

【贮藏】密封。

妇科白凤片

【药物组成】乌鸡、艾叶、牛膝（盐制）、柴胡、干姜、白芍（酒炒）、牡丹皮、香附、延胡索（醋制）、知母、茯苓、黄连（酒制）、秦艽、当归、黄芪（炙）、青蒿、熟地黄、川贝母、地骨皮。

【剂型与规格】片剂：每片 0.41g。

【功能与主治】补气养血。用于妇女体弱血虚，月经不调，经期腹痛。

【用法与用量】口服，一次 5 片，一日 3 次。

【贮藏】密封。

妇科得生丸

【药物组成】益母草、白芍、当归、羌活、柴胡、木香。

【剂型与规格】大蜜丸：每丸重 9g。

【功能与主治】解郁和肝，化瘀调经。用于肝郁不舒，气凝血滞引起的月经失调，行经腹痛，胸满肋痛。

【用法与用量】口服，一次 1 丸，一日 2 次。

【贮藏】密封。

妇科毛鸡酒

【药物组成】干毛鸡、党参、猪脚筋、红花、羌活、炮姜、厚朴、白芷、半枫荷、黄芪、川芎、白芍（炒）、当归、枸杞子、山药、大枣、鸡脚。

【剂型与规格】酒剂：每瓶 250ml，500ml。

【功能与主治】祛风活血，补气养血。用于产后体弱，手脚麻痹，腰膝疼痛，风寒湿痹。

【用法与用量】口服，一次 30～50ml，一日 1～2 次。

【注意事项】孕妇忌服。

【贮藏】密封，置阴凉处。

妇科十味片

【药物组成】香附（醋炙）、川芎、当归、元胡（醋炙）、白术、甘草、红枣、白芍、赤芍、熟地黄、碳酸钙。

【剂型与规格】片剂：每片重 0.3g。

【功能与主治】疏肝理气，养血调经。用于肝郁血虚，月经不调，行经腹痛，闭经等证。

【用法与用量】口服，一次 4 片，一日 3 次。

【贮藏】密封，置阴凉干燥处。

妇科通经丸

【药物组成】巴豆、干漆、香附（醋炒）、红花、大黄（醋炒）、沉香、木香、莪术（醋煮）三棱（醋炒）、郁金、黄芩、艾叶（炭）、鳖甲（醋制）、穿山甲（醋制）。

【功能与主治】破瘀通经，解郁止痛。用于痛经，闭经，胸膈痞闷，腰腹胀痛。

【剂型与规格】小蜜丸：每 10 粒重 1g。

【用法与用量】口服，一次 30 粒，一日 1 次，早晨空腹小米汤或黄酒送服。

【注意事项】气血虚弱引起的经闭腹痛、便溏及孕妇忌服。服药期间，忌食生冷、辛辣、荞麦面等。

【贮藏】密闭，防潮。

妇科万应膏

【药物组成】苏木、川芎、青皮、白蔹、干姜、石楠藤、葫芦巴（炒）、泽兰、小茴香、茺蔚子、九香虫、艾叶、白芷等。

【剂型与规格】贴剂：每片 7cm×10cm。

【功能与主治】温经散寒，活血化瘀，理气止痛。用于寒凝血瘀所致的月经不调，经期腹痛，腹冷经闭等。

【用法与用量】外用，穴位贴敷，贴于关元、气海、肾俞、八髎等强壮穴位，一天更换一次，连续用药 2～3 周，痛经患者，可在经前一周即开始使用（经期可连续使用）。

【注意事项】孕妇禁用。

【贮藏】密封。

妇科养坤丸

【药物组成】熟地黄、甘草、川芎（酒制）、当归（酒蒸）、延胡索（酒醋制）、郁金、杜仲（盐制）、香附（酒醋制）、白芍（酒炒）、蔓荆子（酒蒸）、砂仁等。

【剂型与规格】大蜜丸：每丸重 11.3g。

【功能与主治】疏肝理气，养血活血。用于血虚肝郁而致月经不调，闭经，痛经及经期头痛等。

【用法与用量】口服，水蜜丸一次 7.5g，大蜜丸一次 1 丸，一日 2 次。

【贮藏】密闭，防潮。

妇科养荣丸

【药物组成】当归、白术、熟地黄、川芎、白芍（酒炒）、香附（醋制）、益母草、黄芪、杜仲、艾叶（炒）、麦冬、阿胶、甘草、陈皮、茯苓、砂仁。

【剂型与规格】浓缩丸：每8丸相当于原生药3g。

【功能与主治】补养气血，疏肝解郁，祛瘀调经。用于气血不足，肝郁不舒，月经不调，头晕目眩，血漏血崩及不孕症。

【用法与用量】口服，一次8丸，一日3次。

【贮藏】密封，防潮。

妇科止带片

【药物组成】椿皮、五味子、黄柏、龟板、茯苓、阿胶、山药。

【剂型与规格】片剂：每片重0.4g。

【功能与主治】清热燥湿，收敛止带。用于慢性子宫颈炎、子宫内膜炎、阴道炎等引起的湿热型赤白带下。

【用法与用量】口服，一次4~6片，一日2~3次。

【贮藏】密闭，防潮。

妇科止血灵

【药物组成】熟地黄、五味子、杜仲（炭）、续断、白芍、山药、牡蛎（煅）、海螵蛸、地榆（炒）、蒲黄（炭）、槲寄生。

【剂型与规格】片剂：每片0.31g。

【功能与主治】补肾敛阴，固冲止血。用于妇女功能性子宫出血。

【用法与用量】口服，一次5片，一日3次。

【贮藏】密封。

妇 宁 康 片

【药物组成】人参、枸杞子、当归、熟地黄、赤芍、山茱萸、知母、黄柏、牡丹皮、石菖蒲、远志、茯苓、菟丝子、淫羊藿、巴戟天、蛇床子、狗脊、五味子。

【剂型与规格】片剂：每片0.31g。

【功能与主治】补肾助阳，调理冲任，益气养血，安神解郁。用于妇女更年期综合征及月经不调等。

【用法与用量】口服，一次4片，一日3次。

【贮藏】密封，防潮。

妇 宁 栓

【药物组成】苦参、黄柏、黄芩、莪术、蛤壳粉、红丹、儿茶、乳香、没药、猪胆粉、冰片。

【剂型与规格】栓剂：每粒重1.6g；棉条型每粒含原药材3.59g。

【功能与主治】清热解毒，燥湿杀虫，去腐生肌，化瘀止痛，用于细菌、病毒、念珠菌、滴虫等引起的阴道炎、阴道溃疡、宫颈炎、宫颈糜烂等。

【用法与用量】洗净外阴部，将栓剂塞入阴道深部或在医生指导下用药。每晚1粒。重症早晚各1粒。

【注意事项】忌食辛辣，孕妇慎用。

【贮藏】密封，置阴凉干燥处。

妇 宁 丸

【药物组成】益母草、党参、地黄、当归、熟地黄、陈皮、乌药、白芍、川芎、白术（麸炒）、香附（醋制）、茯苓、木香、紫苏叶、阿胶、砂仁、黄芩、琥珀、甘草、沉香、川牛膝。

【剂型与规格】大蜜丸：每丸重9g。

【功能与主治】养血调经，疏肝理气。用于月经不调，腰腹疼痛，赤白带下，精神倦怠，饮食减少。

【用法与用量】口服，一次1丸，一日2次。

【贮藏】密闭，防潮。

妇女痛经丸

【药物组成】延胡索（醋制）、五灵脂（醋炒）、丹参、蒲黄（炭）。

【剂型与规格】小蜜丸：每10粒重1.8g。

【功能与主治】活血，调经，止痛。用于血瘀所致经期腹痛。

【用法与用量】口服，一次50粒，一日2次。

【注意事项】孕妇忌服。

【贮藏】密闭，防潮。

妇 舒 丸

【药物组成】当归、川芎、党参、白术（麸炒）、熟地黄、香附（盐醋制）、白芍、黄芩（酒制）茯苓、牡丹皮、陈皮、白薇、甘草、续断（酒制）、杜仲（盐制）、菟丝子（盐制）、桑寄生、砂仁（盐制）、延胡索（醋制）、肉桂、阿胶（蛤粉烫）、荆芥（醋制）、艾叶（醋制）。

【剂型与规格】大蜜丸：每丸重9g。

【功能与主治】补气养血，调经止带。用于气血凝滞，子宫寒冷，月经不调，痛经，红崩白带，经期缠绵，小腹下坠。

【用法与用量】口服，水蜜丸一次6g；大蜜丸一次1丸，一日2～3次。

【贮藏】密闭，防潮。

妇炎灵胶囊

【药物组成】紫珠叶、硼酸、苦参、樟脑、仙鹤草、白矾、百部、冰片、蛇床子。

【剂型与规格】胶囊剂：每粒装0.5g。

【功能与主治】清热燥湿，杀虫止痒。用于湿热下注引起的阴部瘙痒、灼痛、赤白带下，或兼见尿频、尿急、尿痛等证，以及念珠菌性、滴虫性、细菌性阴道炎见上述证候者。

【用法与用量】外用，一次2粒，一日1次，于睡前洗净双手及阴部，取本品置阴道前后或左右侧穹隆中各1粒。

【贮藏】密封，置阴凉干燥处。

妇炎康片

【药物组成】赤芍、土茯苓、三棱（醋炙）、川楝子（炒）、莪术（醋炙）、延胡索（醋炙）、芡实（炒）、当归、苦参、香附（醋炙）、黄柏、丹参、山药。

【剂型与规格】片剂：每片0.25g。

【功能与主治】活血化瘀，软坚散结，清热解毒，消炎止痛。用于慢性附件炎，盆腔炎。

【用法与用量】口服，一次6片，一日3次。

【贮藏】密封。

妇炎平胶囊

【药物组成】苦参、蛇床子、苦木、珍珠层粉、冰片。

【剂型与规格】胶囊剂：每粒装0.28g。

【功能与主治】清热解毒，燥湿止带，杀虫止痒。用于湿热下注，带脉失约，赤白带下，阴痒阴肿，以及滴虫、念珠菌、细菌引起的阴道炎、外阴炎等。

【用法与用量】外用，睡前洗净阴部，置胶囊于阴道内，一次2粒，一日1次。

【注意事项】孕妇慎用；月经期至经净3天内停用，切忌内服。

【贮藏】密封。

妇月康胶囊

【药物组成】当归、川芎、甘草（炙）、桃仁、干姜（炭）、益母草、红花、徐长卿。

【剂型与规格】胶囊剂：每粒装0.6g，相当于原药材4.5g。

【功能与主治】活血，祛瘀，止痛。用于产后恶露不行，少腹疼痛，也可用于上节育环后引起的阴道流血，月经过多。

【用法与用量】口服，一次4粒，一日2~3次。

【贮藏】密封，置阴凉干燥处。

肝郁调经膏

【药物组成】白芍、佛手、郁金、玫瑰花、玳玳花、牡丹皮、川楝子、香附（制）、当归、丹参、葛根、泽泻。

【剂型与规格】膏剂：每瓶150g。

【功能与主治】疏肝解郁，清肝泻火，养血调经。用于肝郁所致的月经失调、痛经、乳房胀痛、不孕等症。

【用法与用量】口服，一次20~40g，一日2次。

【贮藏】密封，置阴凉处。

更年安胶囊

【药物组成】地黄、熟地黄、泽泻、麦冬、玄参、牡丹皮、茯苓、珍珠母、仙茅、五味子、磁石、首乌藤、钩藤、浮小麦、制何首乌。

【剂型与规格】胶囊剂：每粒装0.3g。

【功能与主治】滋阴潜阳，除烦安神。用于更年期潮热汗出，眩晕耳鸣，烦躁失眠，血压增高。

【用法与用量】口服，一次3粒，一日3次。

【贮藏】密封。

更年灵胶囊

【药物组成】淫羊藿、女贞子、维生素 B_1、谷维素、维生素 B_6。

【剂型与规格】胶囊剂：每粒装0.3g。

【功能与主治】温肾益阳，调补阴阳。用于妇女更年期综合征属阴阳两虚者。

【用法与用量】口服，一次1~2粒，一日3次。

【贮藏】密封。

更 年 舒 片

【药物组成】熟地黄、龟甲（炒）、山药、鹿角霜、五味子、益母草（四制）、茯苓、淫羊藿、谷维素、维生素 B_6 等。

【剂型与规格】片剂：0.38g。

【功能与主治】滋补肝肾，养阴补血，化瘀调经，调气温肾，营养神经，调节代谢功能。适用于更年期引起的月经不调，头昏，心悸，失眠等。

【用法与用量】口服，一次5片，一日3次。

【注意事项】慢性咽喉炎及感冒发热患者不宜服用。

【贮藏】密封。

宫　糜　膏

【药物组成】黄柏、冰片、轻粉、雄黄、蜈蚣。

【剂型与规格】膏剂：每瓶150g。

【功能与主治】清热燥湿，化腐生肌，消火解毒。用于宫颈糜烂。

【用法与用量】外用，涂于患处，两日1次，6次为一疗程。

【注意事项】孕妇及经期禁用。

【贮藏】遮光，密封保存。

宫血宁胶囊

本品为重楼经加工制成的胶囊。

【剂型与规格】胶囊剂：每粒装0.13g。

【功能与主治】凉血，收涩止血。用于崩漏止血，月经过多，产后或流产后宫缩不良出血及子宫功能性出血属血热妄行者。

【用法与用量】口服，一次1~2粒，一日3次。在月经期或子宫出血期服用。

【贮藏】密封。

宫血停颗粒

【药物组成】黄芪、升麻、党参、益母草、蒲黄、枳壳、龙骨（煅）、牡蛎（煅）、当归、女贞子、旱莲草。

【剂型与规格】颗粒剂：每袋装20g。

【功能与主治】补益脾肾，化瘀止血。用于脾肾两虚，气虚血瘀而致的月经过多及崩漏。

【用法与用量】开水冲服，一次20g，一日3次。

【注意事项】恶性肿瘤出血忌服。

【贮藏】密封。

宫炎康颗粒

【药物组成】当归、赤芍、香附（醋制）、炮姜、川芎、红花、柴胡、车前子（盐炙）、延胡索。

【剂型与规格】颗粒剂：每袋装9g。

【功能与主治】活血化瘀，解毒消肿。用于慢性盆腔炎。

【用法与用量】开水冲服，一次18g，一日2次。

【贮藏】密封。

宫炎平片

【药物组成】地稔、两面针、当归、五指毛桃、穿破石。

【剂型与规格】片剂：每片0.26g。

【功能与主治】清热利湿，祛瘀止痛，收敛止带。用于急、慢性盆腔炎见下腹胀痛、腰痛、带下增多、月经不调等证属于湿热下注、瘀阻胞宫所致者。

【用法与用量】口服，一次3~4片，一日3次。

【贮藏】密封。

归 脾 丸

【药物组成】党参、白术（炒）、黄芪（蜜炙）、甘草（蜜炙）、茯苓、远志（制）、酸枣、龙眼肉、当归、木香。

【剂型与规格】小蜜丸：每8丸相当于原生药3g。

【功能与主治】益气健脾，养血安神。用于心脾两虚，气短心悸，失眠多梦，头昏头晕，倦怠乏力，食欲不振，崩漏便血。

【用法与用量】口服，一次8~10丸，一日3次。

【贮藏】密封。

桂枝茯苓丸

【药物组成】桂枝、茯苓、牡丹皮、白芍、桃仁。

【剂型与规格】大蜜丸：每丸重6g。

【功能与主治】活血化瘀，缓消瘀块，用于妇人宿有癥块，妊娠后漏下不止，胎动不安，或血瘀经闭，行经腹痛，产后恶露不尽，血色紫暗，而有腹痛拒按。

【用法与用量】口服，一次1丸，一日1~2次。

【注意事项】用于妊娠后漏下不止，胎动不安者，需经医师诊断认可后服用，以免误用伤胎。

【贮藏】密闭，防潮。

国产血竭胶囊

本品为国产血竭经加工制成的胶囊剂。

【剂型与规格】胶囊剂：每粒装0.3g。

【功能与主治】活血散瘀，定痛止血，敛疮生肌。用于跌打损伤，瘀血作痛，妇女气血凝滞，外伤出血，脓疮久不收口。

【用法与用量】口服，一次4~6粒，一日3次。外用，取内容物适量，敷患处或用酒调敷患处。

【注意事项】孕妇忌服。

【贮藏】密封。

荷 叶 丸

【药物组成】荷叶、藕节、大蓟（炭）、小蓟（炭）、知母、黄芩（炭）、地黄（炭）、棕榈（炭）、栀子（焦）、白茅根（炭）、玄参、白芍、当归、香墨。

【剂型与规格】大蜜丸：每丸重9g。

【制法】上十四味，将荷叶取出一半炒炭，另一半用黄酒240g浸拌，置罐中，加盖封闭，隔水炖至酒尽，取出，低温干燥，与其余藕节等十三味粉碎成细粉，过筛，混匀。每100g粉末加炼蜜140～150g制成大蜜丸，即得。

【性状】为黑色的大蜜丸；气微，味甘，微苦。

【功能与主治】凉血止血。用于咯血，衄血，尿血，便血，崩漏。

【用法与用量】口服，一次1丸，一日2～3次。

【贮藏】密封。

花 红 片

【药物组成】一点红、白花蛇舌草、地桃花、白背桐、桃金娘根、鸡血藤。

【剂型与规格】片剂：每片0.29g。

【功能与主治】清热利湿，祛瘀止痛。用于湿热型的妇女带下、月经不调、痛经等证，以及子宫内膜炎，附件炎、盆腔炎等妇科炎症。

【用法与用量】口服，一次4～5片，一日3次，7天为一疗程，必要时可连服2～3疗程，每疗程之间休息3天。

【贮藏】密封。

黄 芪 颗 粒

本品为黄芪经提取制成的颗粒。

【剂型与规格】颗粒剂：每袋装15g。

【功能与主治】补气固表，利尿，托毒排脓，生肌。用于气短心悸，虚脱，自汗，体虚浮肿，慢性肾炎，久泻，脱肛，子宫脱垂，痈疽难溃，疮口久不愈合。

【用药指导】人流术后，产后小便不通及月经不调、痛经、盆腔炎性疾病后遗症、子宫脱垂等属气虚者。

【用法与用量】开水冲服，一次15g，一日2次。

【贮藏】密封。

黄芪注射液

本品为黄芪经提取制成的注射液。

【剂型与规格】注射液：每支10ml。

【功能与主治】益气养元，扶正祛邪，养心通脉，健脾利湿。用于心气虚损、血脉瘀阻之病毒性心肌炎、心功能不全等。

【用药指导】用于气虚所致的经期腹痛，月经过多，崩漏等证。

【用法与用量】静脉注射，一次10~20ml，一日1次。

【贮藏】密封。

活血调经丸

【药物组成】熟地黄、当归（酒制）、五灵脂（醋制）、延胡索（醋制）、黄芩（酒制）、炮姜、地黄、青皮（醋制）、陈皮、川芎、枳壳（麸炒）、香附（醋制）、赤芍、苏木、红花、茯苓、砂仁、牡丹皮。

【剂型与规格】大蜜丸：每丸重9g。

【功能与主治】活血理气，行瘀调经。用于血瘀气滞，月经不调。

【用法与用量】黄酒或温开水送服，一次1丸，一日2次。

【贮藏】密封。

活力苏口服液

【药物组成】制何首乌、黄芪、黄精（制）、枸杞子、淫羊藿、丹参。

【剂型与规格】口服液：每支 10ml。

【药理研究】具有改善睡眠、血循环，清除自由基，增强免疫力的作用。对内分泌、细胞免疫功能有调节作用。

【功能主治】益气补血，滋养肝肾。用于精神萎靡，失眠健忘，眼花耳聋，脱发或头发早白属气血不足、肝肾亏虚者。

【用药指导】

①神经衰弱。活力苏口服液对肝肾精血亏虚型神经衰弱患者的相关症状有明显改善。

②失眠：活力苏口服液治疗失眠症的疗效与艾司唑仑相似，但不良反应的发生率显著少于艾司唑仑。

③辅助治疗 2 型糖尿病。

④治疗慢性萎缩性胃炎及晚期消化道癌。

⑤更年期综合征。

【用法用量】口服，一次 10ml，一日 2 次，睡前服，连服 3 个月为 1 疗程。

【注意事项】

①忌辛辣、生冷、油腻食物。

②外感风寒、风热，实热内盛者不宜服用。

③不宜和感冒类药同时服用。

④服药同时不宜服用藜芦及其制剂。

⑤本品宜饭前或进食同时服用。

藿香正气水

【药物组成】广藿香油、苍术、茯苓、陈皮、生半夏、厚朴、大腹皮、紫苏叶油、白芷、甘草浸膏。

【剂型与规格】口服液：每瓶 10ml。

【药理研究】有解痉、抗过敏、抗菌、镇痛作用。

【功效与主治】解表祛暑，化湿和中。用于外感风寒，内伤湿滞，夏伤暑湿，头痛昏重，脘腹胀痛，呕吐泄泻；胃肠型感冒。

【不良反应】据近年临床报道，十数例服本品而分别引发皮肤潮热；红色痒疹、紫癜、头晕、视物模糊、发热出汗、心慌气短、心动过速、烦躁、寒战、抽搐、呼吸困难乃至休克等过敏反应，均在停药后数小时内，或配用西药对症治疗而痊愈。

【用药指导】用于产后中暑。

【用法与用量】口服液：成人一次 5～10ml，一日 2 次，急性患者宜频服加量，儿童酌减。

【注意事项】

①口服液因含乙醇，不善饮酒者可偶致面红、心动过速，可不做处理。

②服药期间忌食生冷油腻。

③饮食宜清淡。

④不宜在服药期间同时服用滋补性中成药。

活 血 丸

【药物组成】当归、红花、大黄、猪牙皂、牵牛子。

【剂型与规格】小蜜丸：每 20 丸重 1g。

【功能与主治】活血通经。用于血瘀经闭，行经腹痛。

【用法与用量】早晨空腹，用黄酒或温开水送服，一次3g，一日 1 次，体虚者酌减。

【注意事项】血虚经闭，经后腹痛，气血虚弱，大便溏泻者及孕妇忌服。

【贮藏】密闭，防潮。

济生肾气丸

【药物组成】肉桂、附子（制）、熟地黄、山茱萸（制）、山药、茯苓、泽泻、牡丹皮、车前子、川牛膝。

【剂型与规格】大蜜丸：每丸重9g；小蜜丸：每瓶装60g，90g；水蜜丸：每瓶装125g，250g，500g。

【药理研究】

①对大鼠实验性肾炎的影响：本品灌胃，能减少牛血清白蛋白肾炎模型大鼠的尿蛋白，降低血清肌酐、尿素氮含量。

②对膀胱收缩功能的影响：本品能抑制犬膀胱节律性收缩，其作用机制可能与抑制由胆碱刺激诱导的膀胱收缩有关。

【用药指导】产后小便不通见上述症状者。

【功能主治】温肾化气，利水消肿。用于肾虚水肿，膝软腰重，小便不利，痰饮喘咳。

【合理配伍】本品含钾量高，与保钾利尿药安体舒通、氨苯蝶啶合用时，应防止高血钾症；应避免与磺胺类药物同时服用。

【不良反应】有文献报道：约5.7%的患者服药后可出现恶心等消化道不适症状，经减量后症状消失。

【用法用量】口服。大蜜丸：一次1丸；小蜜丸：一次9g；水蜜丸：一次6g；一日2~3次，温开水送服。

【注意事项】

①阴虚火旺，燥热伤津，实火热聚者不宜用。

②孕妇慎服。

③忌生冷油腻、辛辣食物。

④本药内含肉桂，忌与含赤石脂之中成药合用。

加味生化颗粒

【药物组成】当归、桃仁、益母草、赤芍、艾叶、川芎、炙甘草、炮姜、荆芥、阿胶。

【剂型与规格】颗粒剂：每袋重15g。

【功能与主治】活血化瘀，温经止痛。用于产后恶露不净，小腹疼痛，胎盘残留及功能性子宫出血。

【用法与用量】开水冲服，一次30g，一日3次。

【贮藏】密闭，防潮。

加味逍遥丸

【药物组成】柴胡、当归、白芍、白术（麸炒）、茯苓、甘草、牡丹皮、栀子（姜炙）、薄荷。

【剂型与规格】浓缩丸：每100粒重6g。

【功能与主治】舒肝清热，健脾养血。用于肝郁血虚、肝脾不和引起的两胁胀痛，头晕目眩，倦怠食少，月经不调，脐腹胀痛。

【用法与用量】口服，一次6g，一日2次。

【注意事项】切忌气恼劳碌。忌食生冷油腻。

【贮藏】密闭，防潮。

加味益母草膏

【药物组成】益母草清膏、当归、熟地黄、白芍、川芎。

【剂型与规格】膏剂：每瓶150g。

【功能与主治】养血调经。用于月经不调，经水短少及产后瘀血腹痛。

【用法与用量】口服，一次15g，一日2次。

【注意事项】孕妇忌服。

【贮藏】密闭，置阴凉处。

健身安胎丸

【药物组成】香附、白术、陈皮、当归、枳壳、党参、荆芥、白芍、厚朴（姜制）、菟丝子、黄芪、羌活、艾叶、甘草等。

【剂型与规格】大蜜丸：每丸重6g。

【功能与主治】健脾补肾，理气安胎。用于妇女妊娠胎动不安，亦可用于虚寒性胃痛，腰腿痛。

【用法与用量】口服，一次2～4丸，一日3次。

【注意事项】感冒发热者忌服。

【贮藏】密封。

解郁安神冲剂

【药物组成】柴胡、大枣、石菖蒲、半夏、白术、浮小麦、远志、甘草（炙）、栀子、百合、胆南星、郁金、龙齿、酸枣仁（炒）、茯苓、当归。

【剂型与规格】冲剂：每袋重5g。

【功能与主治】舒肝解郁，安神定志。用于情志不舒，肝郁气滞等精神刺激所致的心烦、焦虑、失眠、健忘、更年期综合征、神经官能症等。

【用法与用量】开水冲服，一次5g，一日2次。

【贮藏】密封。

金刚藤糖浆

本品为金刚藤经提取制成的糖浆剂。

【剂型与规格】糖浆剂：每瓶150ml。

【功能与主治】清热解毒，消肿散结。用于附件炎和附件炎性包块及妇科多种炎症。

【用法与用量】口服，一次 20ml，一日 3 次。

【贮藏】密封，置阴凉处。

金果饮口服液

【药物组成】生地黄、玄参、麦冬、南沙参、太子参、藏青果、蝉衣、胖大海、薄荷油、陈皮。

【剂型与规格】口服液：每支 10ml。

【功能主治】养阴生津，清热利咽，润肺开音。用于急慢性咽喉炎（喉痹），也可用于放疗引起的咽干不适。

【用药指导】用于妊娠咳嗽属阴虚证候者。

【用法用量】口服，一次 15ml，一日 3 次，或遵医嘱。

金 鸡 胶 囊

【药物组成】金樱根、鸡血藤、千斤拔、功劳木、两面针、穿心莲。

【剂型与规格】胶囊剂：每粒装 0.35g。

【功能与主治】清热解毒，健脾除湿，通络活血。用于附件炎、子宫内膜炎、盆腔炎属湿热下注证者。

【用法与用量】口服，一次 4 粒，一日 3 次。

【注意事项】孕妇慎用。

【贮藏】密封。

金匮肾气丸

【药物组成】熟地黄、山茱萸、山药、附子（制）、肉桂、牡丹皮、茯苓、泽泻。

【剂型与规格】大蜜丸：每丸重 6g。

【药理研究】具有抗衰老，增强免疫，改善微循环，类性激素样作用，对糖、蛋白质、脂肪代谢有改善作用。抗自由基和细胞凋亡的作用：50 周龄 SD 大鼠被随机分为 2 组，实验组大鼠口饲金匮肾气丸浓缩制剂 3 周。以大鼠血液 SOD 活性水平和 MDA 含量以及肾上腺和脑垂体组织的细胞凋亡率作为检测指标进行检测。连续用药 24d 后，实验组大鼠血液 SOD 活性水平明显高于对照组（$P < 0.05$）。实验组大鼠血液 MDA 水平在用药 32d 后明显低于对照组（$P < 0.05$），以上变化随用药时间的延长呈更显著趋势（至 48d 时均为 $P < 0.01$）。用药 98d 后实验组大鼠肾上腺、脑垂体组织细胞凋亡率明显低于对照组（肾上腺：$P < 0.01$；脑垂体：$P < 0.01$）。金匮肾气丸能够显著提高大鼠血液 SOD 活性，抑制自由基生成并降低 MDA 水平，细胞凋亡率显著降低。

【功能主治】温补肾阳，化气行水。用于肾虚水肿，腰膝酸软，小便不利，畏寒肢冷。

【用药指导】用于腰痛、腹痛、月经不调、女子宫冷不孕、更年期综合征等属肾经虚寒者。

【不良反应】过量服用易发生中毒反应，表现为头痛，食欲缺乏，恶心，皮疹，腹痛，腹泻，颜面及下肢浮肿，出汗，心跳加快，血压升高等。

【用法用量】口服，成人一次 1 丸，一日 2 次。温开水或淡盐水送下。

【注意事项】
①若阴虚有火，虚火上炎者忌用。
②忌房欲、气恼。忌食生冷食物。

金锁固精丸

【药物组成】沙苑子（炒）、莲子、莲须、芡实（蒸）、龙骨（煅）、牡蛎（煅）。

【剂型与规格】水丸，每袋重9g。

【药理研究】

①减少蛋白尿作用。

②使血清总蛋白、白蛋白升高。

③保护肾组织的作用。

【功效与主治】固肾涩精。用于肾虚不固，遗精滑泄，神疲乏力，四肢酸软，腰痛耳鸣。适用于神经衰弱、慢性肾炎引起的血尿、小儿遗尿、乳糜尿、慢性肠炎、功能性子宫出血、重症肌无力等属肾虚不固者。

【用药指导】用于神经衰弱、慢性肾炎引起的血尿、小儿遗尿、乳糜尿、慢性肠炎、功能性子宫出血、重症肌无力等属肾虚不固者。

【合理配伍】

①可与补阳还五汤配合治疗前列腺炎。

②可与盐酸曲唑酮合用治疗早泄。

【用法与用量】口服，一次9g，一日2次，空腹淡盐汤或温开水送下。

【注意事项】相火偏旺或下焦湿热之遗精者不宜用。感冒发热勿服。

荆防合剂（颗粒）

【药物组成】柴胡、川芎、独活、防风、茯苓、甘草、荆芥、桔梗、前胡、羌活、枳壳。

【剂型与规格】合剂：每支10ml；颗粒剂：每袋重15g。

【药理作用】

①抗炎作用。

②镇痛作用。

③解热作用。

④抗病毒作用，对流感病毒有一定的抑制作用。

【功能主治】发汗解表，散风祛湿。用于感冒风寒，头痛身痛，恶寒无汗，鼻塞流涕，咳嗽。

【用药指导】用于产后外感风寒感冒，兼有湿邪者用之更佳。

【用法用量】口服，一次 10～20ml，一日 3 次，用时摇匀。

【注意事项】风热感冒忌用。

九味羌活颗粒（丸）

【药物组成】羌活、防风、苍术、川芎、白芷、细辛、地黄、黄芩、甘草。

【剂型与规格】颗粒剂：每袋15g；水丸剂：每袋18g。

【药理研究】

①解热、抗炎、镇痛作用。

②镇静作用。

③抑菌作用。对金黄色葡萄球菌、表皮葡萄球菌、大肠杆菌、绿脓杆菌、变形杆菌、福氏志贺菌、微球菌、黏质沙雷菌均有作用。

【功能主治】祛风散寒除湿，兼清里热。用于外感风寒湿兼里有蕴热者，见恶寒发热，无汗，头身重痛，肢体酸痛。

【用药指导】用于产后外感风寒湿、内有蕴热所致的感冒夹湿头痛，经行头痛等。

【合理配伍】本品含甘草不宜与含海藻、甘遂、红大戟、芫花的药物同用。鉴于中药成分复杂，与西药同用有发生相互作用的可能，建议与西药间隔服用。

【用法用量】颗粒剂：一次 15g，一日 2～3 次；水丸：一次 6～9g，一日 2～3 次。用葱、姜汤或温开水冲服。

【注意事项】
①阴虚气弱者慎用。
②风热感冒忌用。

九制香附丸

本品为香附制成的水丸。

【功能与主治】理血调经，行气止痛。用于月经不调，经闭带下，胸闷胀痛，小腹疼痛。

【用法与用量】口服，一次9g，一日2次。

【贮藏】密闭，防潮。

康妇软膏

【药物组成】白芷、蛇床子、花椒、青木香、冰片。

【剂型与规格】软膏剂：每管装10g。

【功能与主治】祛风燥湿，止痒杀虫，防腐生肌。用于外阴炎、外阴溃疡、阴道炎等引起的外阴或阴道充血、肿胀、灼热、疼痛、分泌物增多或局部溃疡、糜烂、瘙痒等。

【用法与用量】外用。涂于洗净的患处，一日2~4次。

【贮藏】密闭，避光。

康妇消炎栓

【药物组成】苦参、败酱草、地丁、穿心莲、公英、猪胆粉、紫草、芦荟。

【剂型与规格】栓剂：每粒重2.8g。

【功能与主治】清热解毒，利湿散结，杀虫止痒，用于湿热，湿毒所致的腰痛，小腹痛，带下病，阴痒，阴蚀。

【用法与用量】直肠给药，一次1粒，一日1~2次。

【贮藏】密闭，置阴凉干燥处。

康媛颗粒

【药物组成】黄芪、当归、枸杞子、香附（制）、柴胡、茯苓、续断、白芍、白术（炒）、甘草、陈皮。

【剂型与规格】颗粒剂：每袋装18g。

【功能与主治】疏肝解郁，理气止痛，养血调经。用于经前期综合征及原发性痛经，经前乳房胀痛，经来小腹疼痛。

【用法与用量】开水冲服。一次18g，一日3次，从月经周期的第6天起连服14天。

【贮藏】密封，防潮。

抗宫炎片

【药物组成】广东紫珠干浸膏、益母草干浸膏、乌药干浸膏。

【剂型与规格】片剂：每片0.25g。

【功能与主治】清湿热，止带下。用于因慢性宫颈炎引起的湿热下注，赤白带下，宫颈糜烂，出血等证。

【用法与用量】口服，一次6片，一日3次。

【注意事项】孕妇忌服。服后偶见头晕，可自行消失，不必停药。

【贮藏】密封。

坤宝丸

【药物组成】女贞子、覆盆子、菟丝子、枸杞子、何首乌、龟甲、地骨皮、南沙参、麦冬、酸枣仁、白芍、珍珠母、石斛、菊花、墨旱莲、桑叶。

【剂型与规格】小蜜丸：每100粒重10g。

【功能与主治】滋补肝肾，镇静安神，养血通络。用于妇女更年期综合征，肝肾阴虚引起的月经紊乱，潮热多汗，失眠健忘，心烦易怒，头晕耳鸣，咽干口渴，四肢酸楚，关节疼痛等症。

【用法与用量】口服，一次50粒，一日2次，连续服用2个月或遵医嘱。

【贮藏】密封。

坤 净 栓

【药物组成】柴胡、火绒草、呋喃唑酮。

【剂型与规格】栓剂：每粒含呋喃唑酮50mg。

【功能与主治】清热燥湿，去腐生肌。用于湿热下注之阴道炎、宫颈糜烂、宫颈炎等。

【用法与用量】阴道给药，一日1次，连用5~7日为一疗程。

【贮藏】密封，置阴凉干燥处。

坤 顺 丸

【药物组成】人参、白术（麸炒）、茯苓、甘草、熟地黄、当归、白芍、川芎、阿胶、木香、香附（醋炙）、乌药、沉香、化橘红、紫苏叶、琥珀、牛膝、益母草、黄芩（酒炙）。

【剂型与规格】大蜜丸：每丸重9g。

【功能与主治】补气养血，理气调经。用于气血不足，肝郁阴虚引起的月经失调，行经腹痛，月经量少，手足心热。

【用法与用量】口服，一次1丸，一日2次。

【贮藏】密封。

羚羊感冒片

【药物组成】羚羊、牛蒡子、淡豆豉、金银花、荆芥、连翘、淡竹叶、桔梗、薄荷油、甘草。

【剂型与规格】片剂：糖衣片。

【功能与主治】清热解表。用于流行性感冒，伤风咳嗽，头晕发热，咽喉肿痛。

【用药指导】用于产后外感发热见上述症状者。

【用法与用量】口服。一次 4~6 片，一日 2 次。

【贮藏】密封。

六 君 子 丸

【药物组成】党参、白术（麸炒）、茯苓、半夏、陈皮、甘草（蜜炙）。辅料为生姜、大枣。

【剂型与规格】浓缩丸：每袋 9g。

【功能与主治】补脾益气，燥湿化痰。用于脾胃虚弱，食量不多，气虚痰多，腹胀便溏。

【用法与用量】口服，一次 9g，一日 3 次。

【贮藏】密封。

【注意事项】孕妇忌服。

六味地黄丸

【药物组成】熟地黄、山茱萸（制）、牡丹皮、山药、茯苓、泽泻。

【剂型与规格】浓缩丸：每 8 丸相当于原药材 3g。

【功能与主治】滋阴补肾。用于肾阴亏损，头晕耳鸣，腰膝酸软，骨蒸潮热，盗汗遗精，消渴。

【用药指导】月经不调见上述证候者。

【用法与用量】口服，一次 8 丸，一日 3 次。

【贮藏】密封。

龙胆泻肝丸

【药物组成】龙胆、柴胡、黄芩、栀子（炒）、泽泻、关木通、车前子（盐炒）、当归（酒炒）、地黄、甘草（蜜炙）。

【功能与主治】清肝胆，利湿热。用于肝胆湿热，头晕目赤，耳鸣耳聋，耳肿疼痛，胁痛口苦，尿赤涩痛，湿热带下。

【用法与用量】口服，一次8丸，一日2次。

【注意事项】孕妇慎用。

【贮藏】密闭，防潮。

龙血竭片

【药物组成】龙血竭。

【剂型与规格】每片0.4g。

【功能与主治】活血散瘀，定痛止血，敛疮生肌。用于跌打损伤，瘀血作痛，妇女气血凝滞，外伤出血，脓疮久不收口及复发性口腔溃疡、慢性咽炎。

【用法与用量】口含，一次4~6片，一日3次；或遵医嘱。

【注意事项】孕妇慎用。

【贮藏】密闭，防潮。

癃闭舒胶囊

【药物组成】补骨脂、益母草等。

【剂型与规格】胶囊剂：每粒装0.3g。

【药理研究】本品有抗前列腺增生作用。

①抗前列腺增生作用：5.5g（生药）/kg灌胃，能对抗去睾丸大鼠注射丙酸睾丸素引起的前列腺增生；0.55，1.65，5.5g（生药）/kg灌胃，对小鼠尿生殖窦植入前列腺增生模型

和丙酸睾丸素所致前列腺增生模型均有抗增生作用；此外，还能抑制大鼠棉球肉芽肿形成。

②其他作用：胶囊水提液，对去甲肾上腺素引起的兔体膀胱三角肌收缩有抑制作用；胶囊灌服，可提高小鼠巨噬细胞对碳粒的吞噬能力。

【功效与主治】温肾化气，清热通淋，活血化瘀，散结止痛。用于肾气不足，湿热瘀阻之癃闭所致尿频、尿急、尿赤、尿痛、尿细如线，小腹拘急疼痛，腰膝酸软等证。前列腺增生有以上证候者也可应用。

【用药指导】用于产后小便不通。

【合理配伍】鉴于中药成分复杂，与西药同用有发生相互作用的可能，建议与西药间隔服用。

【用法与用量】口服。一次3粒，一日2次。

【不良反应】个别患者服药后有轻微的口渴感，胃部不适、轻度腹泻不影响继续服药。有报道致血氨基转移酶异常1例，致不射精32例。对其进行的安全性研究发现：服用本品6周后，218例患者 ALT 中位数值升高，与治疗前比较，差异有统计学意义（$P = 0.0017$）；ALT 治疗前正常，治疗后转异常者占7.80%，其中3例发生严重肝功能损害（ALT > 200IU/L）。

【注意事项】

①肺热壅盛，肝郁气滞，脾虚气陷所致的癃闭皆不宜使用。

②服药期间忌食辛辣、生冷、油腻食物及饮酒。

癃　清　片

【药物组成】泽泻、车前子、败酱草、金银花、牡丹皮、白花蛇舌草、赤芍、仙鹤草、黄连、黄柏。

【剂型与规格】片剂：每片重0.6g。

【药理研究】有抗菌作用，本品 1.4g/kg 灌胃，可降低腹腔注射乙型链球菌、金黄色葡萄球菌、致病性大肠杆菌感染小鼠的死亡率。

【功效与主治】清热解毒，凉血通淋。用于热淋所致的尿频、尿急、尿痛、尿短、腰痛、小腹坠胀等证。

【用药指导】下尿路感染。

【合理配伍】本品含赤芍不宜与含藜芦的药物同用。鉴于中药成分复杂，与西药同用有发生相互作用的可能，建议与西药间隔服用。

【用法与用量】口服。一次 6 片，一日 2 次。重症一次 8 片，一日 3 次。

【注意事项】

①淋证属于肝郁气滞或脾肾两虚，膀胱气化不行者不宜使用。

②肝郁气滞，脾虚气陷，肾阳衰惫，肾阴亏耗所致癃闭不宜。

③体虚胃寒者不宜服用。

④服药期间饮食宜清淡，忌烟酒及辛辣油腻食品，以免助湿生热。

鹿 胎 膏

【药物组成】红参、当归、益母草、熟地黄、丹参、香附（醋制）、龟甲、地骨皮、延胡索（醋制）、莱菔子（炒）、白术（麸炒）、肉桂、木香、赤芍、甘草、小茴香（盐制）、续断、蒲黄、鹿茸（去毛）、鹿胎粉、阿胶等。

【剂型与规格】膏剂：每块重 10g 或 50g。

【功能与主治】补气养血，调经散寒。用于气血不足，虚弱羸瘦，月经不调，行经腹痛，寒湿带下。

【用法与用量】口服，一次 10g，一日 2 次，温黄酒或温开水送下。

【贮藏】密闭，置阴凉干燥处。

裸花紫珠片

本品为裸花紫珠浸膏片。

【剂型与规格】片剂：每片含干浸膏 0.2g。

【功能与主治】消炎，解毒，收敛，止血。用于细菌感染引起的炎症，急性传染性肝炎，呼吸道和消化道出血。

【用药指导】用于晚期产后出血，经期延长，赤白带下，经漏等，经行吐衄。

【用法与用量】口服，一次 3～5 片，一日 3～4 次。

【贮藏】密封。

驴胶补血颗粒

【药物组成】阿胶、黄芪、党参、熟地黄、白术、当归。

【剂型与规格】颗粒剂：每袋装 20g。

【功能与主治】滋阴补血，健脾益气，调经养血。用于久病体虚，血亏气虚，妇女血虚、经闭、经少等证。

【用法与用量】口服，一次 20g，一日 4 次。

【贮藏】密封。

麻仁润肠丸

【药物组成】火麻仁、大黄、杏仁、白芍、木香、陈皮。

【剂型与规格】蜜丸：每丸 6g。

【功能主治】润肠通便。用于肠胃积热，胸腹胀满，大便秘结。

【用药指导】用于产妇便秘等。

【合理配伍】含白芍，不宜与含藜芦的药物同用。鉴于中药成分复杂，与西药同用有发生相互作用的可能，建议与西药间隔服用。

【用法用量】口服，成人一次1丸，一日1~2次。

【注意事项】

①忌辛辣、生冷、油腻食物。

②孕妇忌服，月经期慎用。

③年轻体壮者便秘时不宜使用。

麻仁丸（胶囊）

【药物组成】火麻仁、大黄、枳实、厚朴、苦杏仁、炒白芍。

【剂型与规格】大蜜丸：每丸重9g；小蜜丸：每瓶60g；水蜜丸：每瓶125g；胶囊剂：每粒0.35g。

【功能主治】润肠通便。用于肠燥便秘。

【用药指导】用于产后之阴虚肠燥以及习惯性便秘。

【用法用量】口服。蜜丸：一次9g，一日1~2次；胶囊：一次3粒，一日2次。温开水送服。

【不良反应】由于火麻仁中含毒蕈碱及胆碱，用量过大可致中毒。

【注意事项】

①孕妇忌服。

②习惯性流产、体虚、年老者不宜常服；血少阴亏的便秘应慎用。

③本品也有名为麻子仁丸、麻仁滋脾丸。

麻仁滋脾丸

【药物组成】火麻仁、大黄（制）、枳实（炒）、厚朴

（姜制）、白芍、当归、苦杏仁、郁李仁。

【剂型与规格】大蜜丸：每丸重9g。

【功能主治】润肠通便，健胃消食。用于热结肠燥的胸腹胀满，大便不通，饮食无味，烦躁不宁。

【用药指导】常用于产妇肠燥便秘。

【用法用量】口服，一次1丸，一日2次。

【注意事项】脾胃虚弱者禁用。

麦味地黄丸

【药物组成】麦冬、五味子、熟地黄、山茱萸（制）、牡丹皮、山药、茯苓、泽泻。

【剂型与规格】大蜜丸：每丸重9g。

【功效与主治】滋肾养肺。用于肺肾阴亏，潮热盗汗，咽干，眩晕耳鸣，腰膝酸软。

【用药指导】用于闭经，围绝经期综合征见上述证候者。

【用法与用量】口服。一次3粒，一日3次。或遵医嘱。

【注意事项】孕妇及哺乳期妇女请在医生指导下使用。

礞石滚痰丸

【药物组成】青礞石、沉香、黄芩、熟大黄。

【剂型与规格】小蜜丸：每粒装6g。

【功效与主治】用于实热顽痰证。发为癫狂惊悸，或怔忡昏迷，或胸脘痞闷，或眩晕耳鸣，或不寐，或奇怪之梦，或咳喘痰稠，大便秘结。舌苔老黄而厚，脉滑数而有力。

【用药指导】用于闭经见上述证候者。

【用法与用量】口服。一次6~12g，每日1次。或遵医嘱。

【注意事项】孕妇忌用。

泌淋清胶囊

【药物组成】黄柏、白茅根、车前草、四季红、败酱草、仙鹤草。

【剂型与规格】胶囊剂：每粒装 0.4g。

【功效与主治】清热解毒，利尿通淋。用于湿热蕴结所致的小便不利，淋漓涩痛，尿血，急性非特异性尿路感染，前列腺炎见上述症状者。

【用药指导】用于妊娠小便淋痛，产后小便不通。

【合理配伍】鉴于中药成分复杂，与西药同用有发生相互作用的可能，建议与西药间隔服用。

【用法与用量】口服。一次 3 粒，一日 3 次。或遵医嘱。

木香顺气丸

【药物组成】木香、槟榔、香附（醋制）、苍术、枳壳（炒）、青皮（炒）、厚朴（制）、陈皮、砂仁、甘草。

【剂型与规格】浓缩丸：每 50 粒重 30g。

【药理研究】治疗消化不良、胃肠炎、慢性肝炎、早期肝硬化等。小鼠炭末推进试验法表明，本品可促进小肠推进性运动，豚鼠肠管悬吊法表明，本品可增强在体回肠收缩；适当剂量，可提高大鼠胃液中游离酸和总酸含量。

【功效与主治】行气化湿，健脾和胃。用于湿浊阻滞气机，胸膈痞闷，脘腹胀痛，呕吐恶心，嗳气纳呆。

【用法与用量】口服，一次 6~9g，一日 2~3 次，温开水送服。

【注意事项】

①孕妇慎用。

②忌生冷油腻食物。

③本药宜空腹用温开水送服。

④本药由香燥之品组成，泻下力强，年老体弱、大便溏薄、胃阴亏虚者忌用。

尿感宁颗粒

【药物组成】海金沙藤、连钱草、凤尾草、葎草、紫花地丁。

【剂型与规格】颗粒剂：每袋装 5g（无蔗糖）。

【药理研究】本品有抑菌，利尿，抗炎，解痉等作用。

①抑菌作用：体外对多种细菌有不同程度的抑制作用，最低抑菌浓度（MIC）介于 3.12 ~ 200mg/L，其中对伤寒杆菌、变形杆菌、金黄色葡萄球菌、黏质沙雷菌、淋球菌等作用较强。本品灌服对金黄色葡萄球菌和大肠杆菌感染的小鼠有保护作用，ED_{50} 分别为（21.4 ± 3.5）g（生药)/kg 和（16.0 ± 2.4）g（生药)/kg。

②利尿作用：本品 3.75g/kg，7.5g/kg，15g/kg 灌胃，可增加水负荷大鼠尿量。

③抗炎作用：10 倍及 20 倍临床剂量灌胃，可抑制角叉菜胶所致大鼠足肿胀。

④解痉作用：本品 0.156 ~ 10mg/L 对由氨甲酰胆碱和组胺引起的兔、大鼠膀胱平滑肌和输尿管平滑肌收缩有抑制作用。

⑤本品 4g/kg，16g/kg 灌胃，能抑制小鼠腹腔白细胞游走，增强巨噬细胞吞噬鸡红细胞能力。

【功效与主治】清热解毒，利尿通淋。用于膀胱湿热所致淋症。症见尿频、尿急、尿道涩痛，尿色偏黄，小便淋漓不尽等。

【用药指导】急慢性尿路感染见上述证候者。

【用法与用量】开水冲服。一次5g，一日3~4次。

【注意事项】

①淋证属于肝郁气滞或脾肾两虚，膀胱气化不行者不宜使用。

②方中含苦寒之品，体虚、脾胃虚寒者慎用。

③服药期间饮食宜清淡，忌烟酒及辛辣油腻食品，以免助湿生热。

④注意多饮水，避免过度劳累。

尿塞通片

【药物组成】丹参、泽兰、桃仁、红花、赤芍、白芷、陈皮、泽泻、王不留行、败酱、川楝子、小茴香、黄柏。

【剂型与规格】片剂：每素片重0.35g。

【功效与主治】理气活血，通经散结。用于前列腺增生症，尿闭等。

【用药指导】用于产后小便不通者。

【合理配伍】本品含丹参、赤芍，不宜与含藜芦的药物同用。鉴于中药成分复杂，与西药同用有发生相互作用的可能，建议与西药间隔服用。

【用法与用量】口服。一次4~6片，一日3次。

【注意事项】

①本品用于湿热瘀阻所致癃闭实证，若肺热气壅，肺失宣降，或肝郁气滞，或脾气不升，肾元亏虚所致癃闭者忌用。

②对小便闭塞，点滴全无，已成尿闭者，或前列腺增生导致尿路梗阻严重者，非本品所宜，当选择手术疗法。

③本品含有活血化瘀药物，孕妇忌用。

④忌食辛辣酒类。

宁 坤 丸

【药物组成】益母草（酒制）、党参（炙）、乌药、黄芩（酒制）、白术（炒）、熟地黄（酒制）、紫苏叶、牛膝（盐制）、地黄、香附（酒醋制）、白芍（酒炒）、沉香、阿胶（炒）、砂仁、川芎（酒制）、甘草（炙）。

【剂型与规格】大蜜丸：每丸重6g。

【功能与主治】补气养血，调经止痛。用于妇女血虚气滞，月经不调，经前经后腹痛。

【用法与用量】口服，水蜜丸一次4g，一日2次。

【贮藏】密封。

宁坤养血丸

【药物组成】人参、茯苓、白术（麸炒）、甘草、当归、白芍、地黄、川芎、丹参、红花、柴胡、香附（醋炙）、厚朴（姜炙）、陈皮、肉桂。

【剂型与规格】大蜜丸：每丸重9g。

【功能与主治】补气和营，养血调经。用于气虚血少，月经不调，经期后延，行经小腹冷痛或经后小腹空痛。

【用法与用量】温黄酒或温开水送服，一次1丸，一日2次。

【注意事项】孕妇忌服。

【贮藏】密闭，防潮。

牛黄清心丸

【药物组成】牛黄、当归、川芎、甘草、山药、黄芩、苦杏仁（炒）、大豆黄卷、大枣（去核）、白术（炒）、茯苓、桔梗、防风、柴胡、阿胶、干姜、白芍、人参、六神曲

（炒）、肉桂、麦冬、白蔹、蒲黄（炒）、麝香、冰片、水牛角浓缩粉、羚羊角（代用品）、朱砂、雄黄。

【剂型与规格】蜜丸：每丸重3g。

【功能与主治】清心化痰，镇惊祛风。用于神志混乱，言语不清，痰涎壅盛，头晕目眩，癫痫惊风，痰迷心窍，痰火痰厥。

【用药指导】用于产后发热见上述证候者。

【用法与用量】口服，一次1丸，一日1次。

【注意事项】孕妇慎服。

【贮藏】密闭，防潮。

牛黄清热散

【药物组成】黄连、黄芩、栀子、郁金、寒水石、牛黄、水牛角浓缩粉、琥珀、玳瑁粉、朱砂、冰片。

【剂型与规格】蜜丸：每丸重3g。

【功能与主治】清热镇惊。用于温邪入里引起的高烧痉厥，四肢抽动，烦躁不安，痰浊壅塞。

【用药指导】用于产后发热见上述证候者。

【用法与用量】口服，一次1.5g；小儿酌减。

【注意事项】孕妇慎服。

【贮藏】密闭，防潮。

牛黄宁宫片

【药物组成】牛黄、琥珀、蒲公英、珍珠、猪胆膏、板蓝根、朱砂、雄黄、连翘、冰片、金银花、甘草、黄连、石决明、天花粉、郁金等。

【剂型与规格】片剂：每片重0.34g。

【功能与主治】清热解毒，镇静安神，息风止痛。用于外感热病，高热神昏，惊风抽搐，肝阳眩晕，耳鸣头痛，心烦不寐及癫痫狂躁，对精神分裂症有一定的抗复发作用。

【用药指导】产后发热见上述证候者。

【用法与用量】口服，一次3~6片，一日3次。小儿酌减。

【注意事项】孕妇慎服。

【贮藏】密闭，防潮。

暖宫孕子丸

【药物组成】熟地黄、香附（醋炙）、当归、川芎、白芍（酒炒）、阿胶、艾叶（炒）、杜仲（炒）、续断、黄芩。

【剂型与规格】浓缩丸：每8丸重相当于总药材3g。

【功能与主治】温经散寒，行气止痛。用于血虚气滞，月经失调，赤白带下，久不受孕等证。

【用法与用量】口服，一次8丸，一日3次。

【注意事项】孕妇忌服。

【贮藏】密闭，防潮。

女宝胶囊

【药物组成】人参、川芎、鹿胎粉、银柴胡、牡丹皮、沉香、吴茱萸（制）、肉桂、延胡索（醋制）、木香、香附（醋制）、当归、海螵蛸、青皮、荆芥穗（炭）、炮姜、丹参、阿胶、泽泻（盐炒）、附子（制）。

【剂型与规格】胶囊剂：每粒装0.3g。

【功能与主治】调经止血，温宫止带，逐瘀生新。用于月经不调，行经腰腹疼痛，四肢无力，带下，产后腹痛。

【用法与用量】口服，一次4粒，一日3次。

【注意事项】孕妇忌服。

【贮藏】密闭，防潮。

女科十珍丸

【药物组成】香附（四制）、党参、白术（土炒）、茯苓、当归、白芍、熟地黄、川芎、茺蔚子、甘草（蜜炙）。

【剂型与规格】浓缩丸：每瓶装60g。

【功能与主治】补益气血，理气调经。用于气血虚弱而气滞的月经不调，痛经等证。

【用法与用量】口服，一次9g，一日2次。

【贮藏】密闭，防潮。

培 坤 丸

【药物组成】黄芪（蜜制）、陈皮、甘草（蜜炙）、白术（炒）、北沙参、茯苓、当归（酒炒）、麦冬、川芎、酸枣仁（炒）、白芍（酒炒）、砂仁、杜仲（炭）、核桃仁、胡芦巴（盐炒）、艾叶（醋炒）、龙眼肉、山茱萸（制）、远志（制）、熟地黄、五味子（蒸）。

【剂型与规格】小蜜丸：每45丸重9g；大蜜丸：每丸重9g

【功能与主治】补气血，滋肝肾。用于妇女血亏，月经不调，小腹冷痛，久不受孕。

【用法与用量】用黄酒或温开水送服，小蜜丸一次9g；大蜜丸一次1丸；一日2次。

【注意事项】抑郁气滞，内有湿者忌服。

【贮藏】密闭，防潮。

盆炎净颗粒

【药物组成】忍冬藤、蒲公英、鸡血藤、益母草、狗脊、车前草、赤芍、川芎。

【剂型与规格】颗粒剂：每袋装 12g（相当于原药材 23.4g）。

【功能与主治】清热利湿，和血通络，调经止带。用于湿热下注，白带过多，盆腔炎见以上的证候者。

【用法与用量】开水冲服，一次 12g，一日 3 次。

【贮藏】密封。

盆炎清栓

【药物组成】毛冬青提取物、吲哚美辛。

【剂型与规格】栓剂：每粒含毛冬青提取物（以总黄酮计）100mg，吲哚美辛 25mg。

【功能与主治】清热解毒，活血通经，消肿止痛。用于毒瘀蕴于胞宫，少腹胀痛，月经不调，痛经，白带过多；盆腔炎、附件炎见上述证候者。

【注意事项】肾功能不全患者及孕妇禁用。

【用法与用量】肛门用药。一次 1 粒，一日 1 次，根据炎症的轻重，盆腔炎一疗程用药 12～15 粒，附件炎一疗程用药 7～10 粒，或遵医嘱。

【贮藏】密闭，置阴凉处。

枇杷叶膏

【药物组成】枇杷叶。

【剂型与规格】膏剂：每瓶 150g。

【功效与主治】清肺润燥，止咳化痰。用于肺热燥咳，痰少咽干。

【用药指导】用于妊娠咳嗽见上述证候者。

【用法与用量】口服，一次 9～15 克，一日 2 次。

【注意事项】

①服药期间忌食辛辣、油腻食物。

②本品适用于肺燥咳嗽，其表现为干咳，咽痒，咽喉疼痛，鼻唇干燥，无痰或痰少而质黏，不易咯出，或痰中带有血丝，可伴有发热恶寒，鼻塞等寒热表证。舌质干而少津，脉浮或浮数。

③支气管扩张、肺脓疡、肺心病、肺结核、糖尿病患者应在医师指导下服用。

④服用一周病证无改善，应停止服用，去医院就诊。

芪蓉润肠口服液

【药物组成】 黄芪、肉苁蓉、白术、太子参、地黄、玄参、麦冬、当归、黄精，桑椹、黑芝麻、火麻仁、郁李仁、枳壳、蜂蜜。

【剂型与规格】口服液：每支装20ml。

【药理作用】现代研究对慢性特发性便秘有较好的疗效。

【功能主治】益气养阴，健脾滋肾，润肠通便。用于气阴两虚，脾肾不足，大便失于濡润而致的虚证便秘。

【用药指导】用于产后便秘，证属气阴两虚型。

【用法用量】口服，一次20ml，一日3次；或遵医嘱。

【注意事项】实热病禁用，感冒发热时停服，孕妇慎用。

七叶神安片

【药物组成】三七叶中提取的总皂苷。

【剂型与规格】片剂：每片（1）50mg，（2）100mg。

【药理研究】①镇静、催眠作用：七叶神安滴丸25、50、75mg/kg灌胃，可抑制小鼠自发活动，延长戊巴比妥钠所致小鼠睡眠时间。②镇痛作用：七叶神安滴丸50、70mg/kg灌胃，可减少腹腔注射醋酸所致小鼠扭体反应次数。③其他作用：三七叶总皂苷 100、200mg/kg 给小鼠灌胃，能升高红细胞 C3b 受体花结率及 Ic 花结率。

【功能主治】 益气安神，活血止痛，止血。用于心气不足，失眠，心悸，胸痹心痛，或肿瘤，痈肿疮毒及出血症。

【用药指导】用于失眠、偏头痛、神经衰弱、冠心病、痈肿疮毒、肿瘤疼痛及出血见上述证候者。①不寐：多因心气不足，瘀血阻滞而致，症见入睡困难，多梦易醒，胸痛胸闷，倦怠乏力，舌质淡或淡暗，或有瘀斑，瘀点，脉弱；更年期综合征、产褥期神经衰弱见上述证候者。②胸痹：系由心气不足，瘀血阻滞而致，症见心胸隐痛，甚或刺痛，胸部憋闷，心悸，气短，神疲乏力，倦怠懒言，舌质淡或淡暗，或有瘀斑，瘀点，脉虚涩或结代；冠心病见上述证候者。

【不良反应】有报道有嗜睡、皮疹、头昏、口苦、牙龈出血症状，均短暂。

【用法用量】口服，一次 50～100mg，一日 3 次，饭后服或遵医嘱。

【注意事项】

①阴虚火旺，痰热内盛之不寐者不宜。

②寒凝血瘀，痰扰互阻，阴虚血瘀之胸痹心痛者不宜单独使用。

③三七有活血作用，孕妇禁用。

七制香附丸

【药物组成】香附（醋制）、茯苓、当归、熟地黄、川芎、白术（麸炒）、白芍、益母草、艾叶（炭）、黄芩、山茱萸（酒制）、天冬、阿胶、酸枣仁（炒）、延胡索（醋制）、艾叶等。

【剂型与规格】浓缩丸：每袋装 6g。

【功能与主治】开郁顺气，调经养血。用于气滞经闭，胸闷气郁，两胁胀痛，饮食减少，四肢无力，腹内作痛，湿寒白带。

【用药指导】月经不调，经前期综合征等见上述证候者。

【用法与用量】口服，一次 6g，一日 2 次。

【贮藏】密闭，防潮。

千金保孕丸

【药物组成】杜仲、白术（炒焦）、菟丝子、熟地黄、当归、续断、黄芩（酒制）、厚朴、黄芪（制）、川芎、陈皮、阿胶、艾叶（炭）、白芍（酒炒）、枳壳、砂仁、川贝母、甘草（制）。

【剂型与规格】大蜜丸：每丸重 10g。

【功能与主治】养血安胎。用于胎动漏血，妊娠腰痛，预防流产。

【用法与用量】口服，一次 1 丸，一日 2 次。

【贮藏】密封。

强 肾 片

【药物组成】鹿茸、山药、山茱萸、熟地黄、枸杞子、丹参、补骨脂、牡丹皮、桑椹子、益母草、茯苓、泽泻、杜仲（炙）、人参茎叶总皂苷。

【剂型与规格】片剂：每片重 0.3g（相当于原药材 1.08g）。

【功能与主治】补肾填精，益气壮阳，扶正固本。用于肾虚水肿、腰痛、遗精、阳痿、早泄等证。亦可用于属肾虚证的慢性肾炎和久治不愈的肾盂肾炎。

【用药指导】用于不孕症肾虚型者。

【用法与用量】口服，一次 4～6 片，一日 3 次，用淡盐水或温开水送下，小儿酌减，三十天为一疗程。

【贮藏】密封。

清开灵口服液

【药物组成】胆酸、珍珠母、猪去氧胆酸、栀子、水牛角、板蓝根、黄芩等

【剂型与规格】口服液：每支 10ml

【功能与主治】清热解毒。用于外感风热火毒内盛所致发热、咽喉肿痛等。

【用药指导】用于产后发热。

【用法与用量】口服。一次 20～30ml，一日 2 次。

【贮藏】密封。

清热化毒丸

【药物组成】连翘、青黛、黄连、黄芩、大黄、菊花、龙胆、天花粉、玄参、茯苓、桔梗、甘草、朱砂、冰片、水牛角浓缩粉。

【剂型与规格】蜜丸：每丸重 3g。

【功能与主治】清火化毒，消肿止痛。用于小儿身热烦躁，咽喉肿痛，口舌生疮，皮肤疮疖，口臭便秘，疹后余毒未尽。适用于牛皮癣、手足癣、体股癣、脓疱、疥疮、痤疮、皮疹、湿疹、皮肤瘙痒、过敏性皮炎、神经性皮炎等证。

【用法与用量】口服。一次一丸，一日 2～3 次。

【贮藏】密封。

清热解毒口服液

【药物组成】石膏、知母、金银花、连翘、黄芩、栀子、龙胆、板蓝根、甜地丁、玄参、地黄、麦冬。辅料为蔗糖。

【剂型与规格】口服液：每支 10ml

【功能与主治】清热解毒。用于热毒壅盛所致发热面赤，烦躁口渴，咽喉肿痛等症；流感、上呼吸道感染见上述证候者。

【用药指导】用于产后发热。

【用法与用量】口服，一次 10～20ml，一日 3 次；或遵医嘱。

【贮藏】密封。

祛风止痛片

【药物组成】老鹳草、槲寄生、续断、威灵仙、独活、制草乌、红花

【剂型与规格】片剂：每片 0.3g

【功能与主治】祛风寒、补肝肾、强筋骨。用于风寒湿邪闭阻、肝肾亏虚所致的痹病，症见关节肿胀，腰膝酸疼，四肢麻木。

【用药指导】用于产后身痛，崩漏。

【用法与用量】口服。一次 4 片，一日 2 次。

【贮藏】密封。

热淋清颗粒

【药物组成】头花蓼。

【剂型与规格】颗粒剂：每袋装 8g（含糖型），4g（无糖型）。

【药理研究】抑菌作用：本品对淋球菌有抑菌活性，对淋球菌的最低抑菌浓度范围为 8～32g/L。

【功效与主治】清热解毒、利尿通淋。用于湿热蕴结，小便黄赤，淋漓涩痛之症，尿路感染，肾盂肾炎见上述证候者。

【用药指导】泌尿系结石。尿路感染。湿热型慢性前列腺炎。非淋菌性尿道炎。用于治疗妊娠小便淋痛，产后小便不通等证。

【合理配伍】鉴于中药成分复杂，与西药同用有发生相互作用的可能，建议与西药间隔服用。

【不良反应】胃部不适，轻度恶心，轻度腹泻。

【用法与用量】颗粒剂：开水冲服，一次 1～2 袋。一日 3 次，7 天为一个疗程，儿童酌减，慢性患者可连服 2～3 个疗程或遵医嘱。

【注意事项】

①通常结石直径≤0.5cm 排石成功率较高；双肾结石或结石直径≥1.5cm 或结石嵌顿时间长的病例忌用。

②肝郁气滞，脾肾两虚，膀胱气化不利所致淋证不宜。

③服药期间饮食宜清淡，忌烟酒及辛辣油腻食品，以免助湿生热。

④注意事项多饮水，避免过度劳累。

热炎清颗粒

【药物组成】黄芩、玄参、龙胆、石膏、柴胡、栀子、知母、薄荷脑。

【剂型与规格】颗粒剂：每袋6g

【功能与主治】解表清里，清热解毒。用于呼吸道炎、支气管炎、肺炎、急性扁桃体炎。也可用于泌尿系感染、胆道感染。

【用药指导】用于产后发热。

【用法与用量】开水冲服，一次1袋，一日3次，重症者服用量加倍；儿童酌减，或遵医嘱。

【贮藏】密封。

仁 丹

【药物组成】陈皮，檀香，砂仁，豆蔻（去果皮），甘草，木香，广藿香叶，儿茶，肉桂，薄荷脑，冰片，朱砂。

【剂型与规格】水丸：每10粒重0.3克。

【功能与主治】清暑开窍，辟秽排浊。用于中暑呕吐，烦闷恶心，胸中满闷，头目眩晕，水土不服。

【用药指导】用于产后中暑。

【用法与用量】口服。水丸：一次10~20粒。

【贮藏】密封。

人参归脾丸

【药物组成】人参、白术（麸炒）、茯苓、甘草（蜜炙）、黄芪（蜜炙）、当归、木香、远志（去甘草炙）、龙眼肉、酸枣仁（炒）

【剂型与规格】大蜜丸：每丸重9g

【功能与主治】益气补血，健脾养心。用于心脾两虚，气血不足所致的心悸、怔忡，失眠健忘，食少体倦，面色萎黄以及脾不统血所致的便血、崩漏，带下等证。

【用药指导】用于妊娠合并贫血、晚期产后出血，产后便秘、月经不调见上述症状者。

【用法与用量】口服。一次1丸，一日2次。

【贮藏】密封。

人参健脾丸

【药物组成】人参、白术、茯苓、山药、陈皮、黄芪、当归、木香、砂仁、酸枣仁、远志。

【剂型与规格】大蜜丸：每丸重6g；水蜜丸：每袋装4g。

【药理研究】人参的主要成分为人参皂甙，含多种有机酸、微量元素、维生素B等，实验证明有增强机体免疫功能提高应激能力，保护胃黏膜的作用，人参皂甙、维生素及微量元素，可以提高人体机能，增强机体对各种有害刺激的防御能力，减弱有毒物质对机体的侵害，改善B族维生素缺乏引起的症状，增强网状内皮系统及白细胞的吞噬功能，增进食欲等；云苓、扁豆富含金属元素，能平衡电解质及肠道渗透压，利于吸收；陈皮、山楂、麦芽能促进胃肠积气排出及胃液分泌，富含消化酶和维生素B，有利于消化。另外即使发现少数与感染有关的湿热型腹泻患儿时，其治疗亦应以顾护胃气为本，兼用具有抑菌或杀菌作用的清热利湿药，也能取得较好疗效。

【功效与主治】健脾益气，和胃止泻。用于脾胃虚弱引起的饮食不化，吞酸嘈杂，恶心呕吐，腹痛便溏，不思饮食，体弱倦怠。

【用药指导】用于经前期综合征等见上述症状者。

【用法与用量】口服，大蜜丸：一次2丸；水蜜丸：一次8g；一日2次。小儿酌减。

人参女金丸

【药物组成】红参、香附（醋制）、当归、白芍（酒炒）、茯苓、牡丹皮、白术（炒）、川芎、藁本、白芷、延胡索（醋制）、白薇、赤石脂（醋煅）、沉香、没药（炒）、肉桂。

【剂型与规格】大蜜丸：每丸重9g。

【功能与主治】调经养血，逐瘀生新。用于月经不调，赤白带下，行经腹痛。

【用法与用量】口服，一次1丸，一日2次。

【注意事项】孕妇忌服。

【贮藏】密封。

人参养荣丸

【药物组成】人参、白术、茯苓、甘草、当归、熟地、白芍、黄芪、远志、肉桂、五味子、鲜姜、大枣。

【剂型与规格】大蜜丸：每丸重9g

【功能与主治】温补气血。用于心脾不足、气血两虚、形瘦神疲、食少便溏。

【用药指导】用于妊娠合并贫血，胎儿生长受限急性乳腺炎及月经不调见上述证候者。

【用法与用量】口服，一次1丸，一日3次。

【贮藏】密封。

人参益母丸

【药物组成】益母草、当归、人参（糖参）、川芎、白术（麸炒）、白芍、甘草、熟地黄、茯苓。

【剂型与规格】大蜜丸：每丸重10g。

【功能与主治】补养气血，化瘀调经。用于妇女气血两虚，月经不调，赤白带下，恶露不尽等。

【用法与用量】口服，一次1丸，一日3次。

【注意事项】孕妇忌服。

【贮藏】密封。

茸 坤 丸

【药物组成】鹿茸白术（土炒）香附（制）白芍（酒炒）黄芩（酒制）熟地黄、阿胶、沉香、化橘红、益母草（酒制）、川牛膝、木香、党参、乌药（制）等。

【剂型与规格】大蜜丸：每丸重6g。

【功能与主治】调经养血，理气止带。用于月经不调，月经过多，赤白带下，产后腹痛。

【用法与用量】口服，一次1~2丸，一日1~2次。

【贮藏】密封。

乳块消颗粒

【药物组成】橘叶、丹参、皂角刺、王不留行、川楝子、地龙。

【剂型与规格】颗粒剂：每袋装10g。

【功能与主治】疏肝理气，活血化瘀，消散乳块。用于肝气郁结，气滞血瘀引起的乳腺增生，乳房胀痛。

【用法与用量】开水冲服，一次1袋，一日3次或遵医嘱。

【贮藏】密封。

乳癖消颗粒

【药物组成】鹿角、蒲公英、昆布、天花粉、鸡血藤、三七、赤芍、海藻、漏芦、木香、玄参、丹皮、夏枯草、连翘、红花、糊精、蔗糖。

【剂型与规格】颗粒剂：每袋装8g。

【功能与主治】软坚散结、活血消痈、清热解毒。用于乳癖结块，乳痈初起；乳腺囊性增生病及乳腺炎前期。

【用法与用量】开水冲服，一次 8 克（一次一袋），一日 3 次。

【贮藏】密封。

乳 泉 冲 剂

【药物组成】王不留行、穿山甲（炙）、天花粉、甘草（炙）、当归、漏芦。

【剂型与规格】冲剂：每袋装 15g。

【功能与主治】通经，活血，下乳。用于产后乳少乳汁不畅。

【用法与用量】口服，一次 15g，一日 2 次。

【注意事项】孕妇忌用。

【贮藏】密封。

润肠宁神膏

【药物组成】桑椹、玉竹、肉苁蓉、火麻仁。

【剂型与规格】膏剂：每瓶 100g。

【功能主治】滋阴，润肠，安神。用于阴血亏虚证引起的便秘兼见失眠等症。

【用药指导】用于产后便秘，证属阴血亏虚者。

【用法用量】口服，一次 25g，一日 3 次。疗程一周，或遵医嘱。

【注意事项】阳明腑实及气虚所致便秘不宜使用。孕妇慎用。偶见用药后轻度腹泻，多可自行缓解。

散结镇痛胶囊

【药物组成】龙血竭、薏苡仁、三七粉、浙贝母。

【剂型与规格】胶囊剂：每袋装 0.4g。

【功能与主治】软坚散结，化瘀止痛。用于子宫内膜异位症所引起的继发性痛经、月经失调等。

【用药指导】陈旧性宫外孕，盆腔炎性疾病后遗症，子宫肌瘤等。

【用法与用量】口服，一次4粒，一日3次。

【注意事项】孕妇忌用。

【贮藏】密封。

三九胃泰颗粒

【药物组成】三叉苦、九里香、两面针、黄芩、地黄、白芍、茯苓、木香。

【剂型与规格】颗粒剂：每袋装20g（含糖型），2.5g（无糖型）。

【药理研究】三九胃泰颗粒能促进急性胃黏膜损伤的修复。

【功效与主治】消炎止痛，理气和胃。用于浅表性胃炎，糜烂性胃炎。胶囊：清热燥湿，行气活血，柔肝止痛。用于上腹隐痛、饱胀反酸、恶心呕吐、纳差、胃中嘈杂等及浅表性胃炎、糜烂性胃炎、萎缩性胃炎等慢性胃炎见上述证候者。

【用药指导】用于妊娠呕吐。

【合理配伍】三九胃泰与山莨菪碱治疗因吞食高热液体引起食管烫伤，疗效较好。

【用法与用量】颗粒剂：开水冲服，一次1袋，一日2次。

【注意事项】

①胃寒患者慎用。

②曾有服用本品发生药疹、过敏反应的报道。

【其他剂型】胶囊：每粒装0.5g。

三金胶囊（片）

【药物组成】金樱根、菝葜、羊开口、金沙藤、积雪草。

【剂型与规格】胶囊剂：每粒装 0.35g；片剂：每片相当于原药材 3.5g

【药理研究】动物实验有利尿、抗菌、抗炎、镇痛及增强免疫的作用。

【功效与主治】清热解毒，利湿通淋，益肾。用于下焦湿热的热淋，小便短赤，淋漓涩痛，尿急频数，急、慢性肾盂肾炎，膀胱炎，尿路感染见上述证候者。

【用药指导】尿路感染。慢性肾盂肾炎急性发作期。三金片加加替沙星治疗急性膀胱炎等。

【合理配伍】鉴于中药成分复杂，与西药同用有发生相互作用的可能，建议与西药间隔服用。

【用法与用量】口服。胶囊剂：一次 2 粒，一日 3~4 次。片剂：小片一次 5 片，大片一次 3 片，一日 3~4 次。

【注意事项】

①淋证属于肝郁气滞或脾肾两虚，膀胱气化不行者不宜使用。

②服药期间饮食宜清淡，忌辛辣、生冷、油腻食物及烟酒刺激物品。

③注意多饮水，避免过度劳累。

生 化 丸

【药物组成】当归、川芎、桃仁、干姜（炒炭）、甘草。

【剂型与规格】大蜜丸：每丸重 9g。

【功能与主治】养血祛瘀。用于产后受寒恶露不行或行而不畅，夹有血块，小腹冷痛。

【用法与用量】口服，一次 1 丸，一日 3 次。

【贮藏】密封。

生 脉 饮

【药物组成】人参、麦冬、五味子。

【剂型与规格】口服液：每支 10ml。

【药理研究】①保护心肌作用：生脉饮给心内直视手术前多种心脏病患者服用，可降低再灌注后血超氧化物歧化酶（SOD）、丙二醛（MDA）、肌酸磷酸激酶心脏同工酶（CK-MB）、乳酸脱氢酶（LDH）、乳酸脱氢酶心脏同工酶（LDH1）含量，减轻心肌超微结构损害。②提高细胞免疫功能：生脉饮灌胃给药，可提高氢化可的松所致免疫功能低下小鼠的 T 细胞亚群数。③抗肺纤维化作用：应用气管内滴入平阳霉素方法制备大鼠肺纤维化模型，生脉饮灌胃给药可升高模型大鼠支气管肺泡灌洗液中谷胱甘肽含量。④保护红细胞膜作用：生脉饮可使红细胞悬液的溶血率降低，脂质过氧化产物丙二醛（MDA）产生减少，阻止或减轻羟自由基对红细胞膜的氧化作用。⑤抗氧自由基作用：采用邻苯三酚自氧化体系产生超氧离子自由基（O^{2-}），采用邻二氮菲-Fe^{2+}氧化法检测 H_2O_2/Fe^{2+} 产生羟自由基（-OH），本品可清除 O^{2-} 和 -OH。⑥促进生长发育和学习记忆作用：本品给小鼠灌胃，对小鼠体重饲料转化率有促进作用，同时也能促进小鼠的自主活动及记忆过程，对不同化学药品所致的记忆障碍具有显著的改善作用。

【功能主治】益气复脉，养阴生津。用于气阴两亏，心悸气短，脉微自汗。

【合理配伍】气阴两虚型妊娠呕吐，暑伤津气型的产后中暑，急性乳腺炎溃脓期，有阴虚症状者。

【用法用量】口服，一次 1 支，一日 3 次。或遵医嘱。儿童减量慎用。

【注意事项】

①热邪尚盛者，咳而尚有表证未解者忌用。

②服用本品同时，忌食辛辣、油腻之物。

③在治疗期间，心绞痛持续发作，宜加用硝酸酯类药。若出现剧烈心绞痛，心肌梗死，有气促、汗出、面色苍白者，应及时急诊救治。

生脉注射液

【药物组成】红参、麦冬、五味子。

【剂型与规格】注射液：每支 20ml。

【功能与主治】益气养阴，复脉固脱。用于气阴两亏，脉虚欲脱的心悸、气短、四肢厥冷、汗出、脉欲绝。

【用药指导】用于难免流产、不全流产血虚气脱型，见以上症状者。

【用法与用量】肌内注射：一次 2~4ml，一日 1~2 次。静脉滴注：一次 20~60ml，用 5% 葡萄糖注射液 250~500ml 稀释后使用，或遵医嘱。本品大剂量高浓度对心脏表现先抑制后兴奋作用。故用药宜慢，并适量稀释。因含皂苷及挥发油，最好不与其他药合用。

【贮藏】密封。

生 乳 汁

【药物组成】当归、地黄、黄芪（蜜炙）、党参、玄参、麦冬、穿山甲（制）、知母。

【剂型与规格】口服液：每瓶 100ml。

【功能与主治】补气养血，滋阴通乳。用于产后阴血亏虚，乳汁稀薄，短少。

【用法与用量】口服，一次 100ml，一日 2 次。

【注意事项】忌气恼，忌食辛辣食物。

【贮藏】密封，置阴凉处。

生 乳 片

【药物组成】猪鞭、穿山甲、王不留行、党参、熟地黄、山药、白芷、路路通、冬瓜子、关木通、丝瓜络、漏芦。

【功能与主治】补气生血，通经下乳，具有促进乳汁分泌，改善乳汁质量作用。用于产后气血亏损，乳少，乳汁不通。

【用法与用量】口服，一次 3~5 片，一日 3 次。

【贮藏】密封。

生 血 丸

【药物组成】鹿茸、黄柏、山药、白术（炒）、桑枝、白扁豆（炒）、稻芽、紫河车。

【剂型与规格】水丸：每瓶装 5g。

【功能与主治】补肾健脾，填精补髓。用于失血血亏，放、化疗后全血细胞减少及再生障碍性贫血。

【用药指导】用于脾肾两虚型妊娠合并贫血。

【用法与用量】口服，一次 5g，一日 3 次，小儿酌减。

【贮藏】密封。

十二太保丸

【药物组成】白芍（酒炒）、当归、菟丝子（盐制）、浙贝母、黄芪（酒制）、荆芥、艾叶（醋炒）、厚朴、枳壳（面炒）、甘草、川芎（酒制）、羌活。

【剂型与规格】大蜜丸：每丸重 7.5g。

【功能与主治】理气开郁，养血安胎。用于孕妇气血不调，胎动不安，预防流产。

【用法与用量】口服，水蜜丸一次5g，大蜜丸一次1丸；一日1次。

【贮藏】密封。

十二温经丸

【药物组成】吴茱萸、当归、川芎（酒制）、白芍、阿胶珠、肉桂、牡丹皮、生姜、党参、半夏（制）、麦冬、甘草（蜜炙）。

【功能与主治】温经散寒，养血祛瘀。用于冲任虚寒，瘀血阻滞，月经不调，或先或后，或多或少，小腹冷痛以及宫寒不孕。

【用法与用量】口服，一次6~9g，一日2次。

【贮藏】密闭，防潮。

十 滴 水

【药物组成】樟脑、桉油、大黄、桂皮、小茴香、干姜、辣椒。

【剂型与规格】酊剂：每支5ml，10ml。

【药理研究】使血管反射性扩张，改善微循环。

【功能与主治】健胃，驱风。用于中暑而引起的头晕，恶心，腹痛，胃肠不适。

【用药指导】十滴水外搽治疗痱子有显著疗效。对暑入阳明型、暑伤气津型产后中暑效果较好。

【用法与用量】酊剂：一次2.5ml~5ml；软胶囊：一次4粒；温开水送下。小儿用量酌减。

【注意事项】①孕妇忌服。②酊剂液因含乙醇，不善饮酒者可偶致面红、心动过速。

【其他剂型】软胶囊。每粒装 0.425g；一次 4 粒；温开水送下。小儿用量酌减。

十全大补丸

【药物组成】炙黄芪、党参、熟地黄、肉桂、白术（炒）、当归、茯苓、白芍（酒炒）、川芎、炙甘草。

【剂型与规格】蜜丸：每丸重 9g，浓缩丸：每 8 丸相当于原生药 3g。

【药理研究】增强免疫力，改善及促进造血机能，抗放射损伤，抗肿瘤，抗衰老，调节中枢神经活动，提高机体适应性，促进代谢，强壮身体等作用。

①增强免疫功能：十全大补口服液能明显对抗环磷酰胺所致小鼠外周血白细胞下降、T 淋巴细胞转化率降低及胸腺、脾脏萎缩，增加绵羊红细胞免疫引致的溶血空斑形成，拮抗氢化泼尼松所致小鼠腹腔巨噬细胞吞噬功能低下。十全大补胶囊也能拮抗环磷酰胺所致小鼠脾脏萎缩，拮抗氢化可的松所致小鼠单核 - 吞噬细胞系统对血流中惰性炭粒的吞噬廓清能力降低及外周血 T 淋巴细胞百分率下降。十全大补汤可拮抗环磷酰胺所致小鼠白细胞数降低、溶血素生成抑制，拮抗氢化泼尼松所致小鼠红细胞相伴肿瘤花环及绵羊红细胞所致足垫迟发型超敏反应。另有报告，十全大补汤能拮抗 ^{60}Co 照射所致小鼠细胞免疫及体液免疫功能抑制，使外周血血凝素抗体、脾细胞溶血素抗体、外周血 BT 细胞数及溶菌酶和迟发型超敏反应增高或增强。十全大补汤还能改善 ^{60}Co 照射所致小鼠骨髓损伤。

②抗癌及对抗癌药的增效减毒作用：曾有一些研究表明，十全大补汤具有一定的抗肿瘤作用，如抑制艾氏腹水癌生长，抑制 26 - L5 癌细胞的肝转移，但作用不强。而本方与抗癌药

合用，则常可呈现增效减毒效果，如与环磷酰胺合用增强对
Luwis 癌肺转移的抑制及 S_{180} 的生长，与丝裂霉素 C 合用增强
对 McthA 纤维肉瘤的抑制，增强氟尿嘧啶对 DMH 诱发大鼠结
肠癌的抑制作用等。国内研究表明，十全大补胶囊和丸剂
7.2g/kg 可增强环磷酰胺对小鼠艾氏腹水癌的抑制作用；十全
大补汤与青龙剂合用可增强其对 S_{180} 肉瘤的抑制，可减轻癌
肿，延长生存期。在增效的同时十全大补汤对抗癌药的毒副作
用有显著的拮抗效果，如增高丝裂霉素 C、顺铂 LD_{50}，防止睾
丸、胸腺、脾脏萎缩；减轻 DDP 的体重下降，骨髓抑制，对
抗 5－氟尿嘧啶的骨髓抑制。十全大补冲剂可减轻丝裂霉素和
5－氟尿嘧啶所致小鼠白细胞下降、免疫器官萎缩、腹腔巨噬
细胞吞噬功能及 NK 细胞杀伤功能的降低及喃呋啶所致小鼠白
细胞数、胸腺和脾脏重量、腹腔巨噬细胞吞噬功能及溶血素抗
体生成及 NK 细胞活性的抑制。十全大补汤还能拮抗核桃醌粉
针的肝脏毒性。

③促进造血功能：对于失血性贫血小鼠和大鼠十全大补汤
有一定治疗作用，能促进红细胞、血红蛋白的恢复，还能缓解
环磷酰胺对骨髓造血功能的抑制及 ^{60}Co 照射所致小鼠骨髓损
伤，促进放射损伤的修复。

④其他作用：十全大补丸可缓解大鼠环孢霉素 A 的肝、
肾毒性，能明显降低血清谷丙转氨酶及碱性磷酸酶，降低血肌
酐、尿素氮水平，增加尿量。此外，十全大补汤还能延长小鼠
游泳时间，增强小鼠耐缺氧和耐寒能力。

⑤毒理：长期毒性试验，十全大补胶囊 13g/kg、20.8g/
kg、26g/kg（相当临床剂量的 50 倍、80 倍和 100 倍）灌服连
续 12 周及停药 4 周均未见对大鼠有明显毒性影响。

【功能主治】温补气血。用于气血两虚，面色苍白，气短
心悸，头晕自汗，体倦乏力，四肢不温，月经量多。

【用药指导】用于食欲不振、贫血、白细胞减少症、慢性萎缩性胃炎、美尼埃病、席汉综合征、胃下垂、纠正手术后低蛋白血症、抗癌辅助治疗及防治放、化疗毒副反应等。妇产科用于闭经属气血虚弱型，盆腔炎症后遗症属气血两虚型者。

【合理配伍】合并西药治疗癌症及用以防治放射及多种抗癌药的不良反应，取得好的疗效。

【用法用量】口服，一次 1 丸，一日 2～3 次。

【注意事项】外感未愈，实热内盛者不可用；忌食生冷油腻。外感风寒，风热，阴虚阳亢者不宜服用。

十珍香附丸

【药物组成】香附（醋炒）、艾叶（炭）、党参、甘草（蜜炙）、当归、川芎、白芍（炒）、熟地黄、黄芪（蜜炙）、白术（麸炒）。

【剂型与规格】大蜜丸：每丸重 9g。

【功能与主治】补气养血，和营调经。用于血虚气滞，月经不调。

【用法与用量】口服，一次 1～2 丸，一日 1～2 次。

【贮藏】密封。

舒肝保坤丸

【药物组成】香附（醋炙）、沉香、木香、砂仁、厚朴（姜炙）、枳实、山楂（炒）、陈皮、半夏（制）、桃仁（去皮）、白芍、五灵脂（醋炙）等。

【剂型与规格】大蜜丸：每丸重 9g。

【功能与主治】舒肝调经，益气养血。用于血虚肝郁，寒湿凝滞所致的月经不调，痛经，闭经，产后腹痛，产后腰腿痛。

【用法与用量】口服，一次 1 丸，一日 2 次。

【注意事项】切忌气恼忧思。孕妇忌服。

【贮藏】密闭，防潮。

舒肝和胃丸

【药物组成】柴胡、香附（醋制）、佛手、郁金、白芍、乌药、木香、陈皮、白术（炒）、广藿香、槟榔（炒焦）、莱菔子、炙甘草。

【剂型与规格】大蜜丸：每丸重 6g。

【药理研究】能明显促进胃排空，抑制胃酸分泌，加快家兔在体肠运动及促进小肠推动，缓解热刺激及化学刺激所致的疼痛，抗急慢性炎症。

【功效与主治】舒肝解郁，和胃止痛。用于两胁胀满，食欲不振，打嗝呕吐，胃脘疼痛，大便失调。

【用药指导】妊娠呕吐属肝胃不和者。

【合理配伍】本品含白芍，不宜与含藜芦的药物配伍使用。鉴于中药成分复杂，与西药同用有发生相互作用的可能，建议与西药间隔服用。

【用法与用量】口服，一次 2 丸，一日 2 次。

【注意事项】忌食生冷及辛辣食物。

舒肝健胃丸

【药物组成】厚朴（姜炙）、香附（醋制）、白芍（麸炒）、柴胡（醋制）、青皮（醋炒）、香橼、陈皮、檀香、豆蔻、枳壳、鸡内金、槟榔、延胡索（醋制）、五灵脂（醋制）、牵牛子（炒）。

【剂型与规格】水丸。

【功效与主治】疏肝开郁，导滞和中。

【用药指导】用于肝胃不和引起的胃脘胀痛，胸胁满闷，呕吐吞酸，腹胀便秘。

【合理配伍】莫沙必利伍用舒肝健胃丸治疗功能性消化不良优于单用莫沙必利。

【用法与用量】口服：一次 3～6g，一日 3 次。

【注意事项】①孕妇忌服。②忌气恼及辛辣食物。③本方集理气、解郁、消食、活血、止痛于一方，用于肝胃不和，宿食停积等疾患，性质偏温燥，故肝郁化火或阴虚有热者，以宿食停滞或瘀血内停为主而无明显肝胃不和者，或脾胃虚弱者均不宜使用本方。

舒泌胶囊

【药物组成】库拉索芦荟。

【剂型与规格】胶囊剂：每粒装 0.3g。

【功能主治】清热通便。用于功能性便秘属热秘者。

【用药指导】用于产后便秘见身微热，脘腹胀满疼痛，或矢气臭秽，口臭，口唇生疮等症状者。

【用法用量】口服，每晚睡前 2 粒。

【注意事项】

①少数出现类似腹泻症状，可酌情减少服用剂量。

②不宜在服药期间同时服用温补性中成药。

③忌服辛辣刺激性食物。

④对本品过敏者禁用，过敏体质者慎用。

⑤孕妇及虚性便秘者慎用。

四君子丸

【药物组成】党参、白术（炒）、茯苓、甘草（蜜炙）。

【剂型与规格】水丸：每瓶 100g。

【功效与主治】益气健脾。用于脾胃气虚，胃纳不佳，食少便溏。

【用药指导】产后小便频数与失禁属气虚型，产后乳汁自出属脾胃气虚型者。

【用法与用量】口服，一次 3～6g，一日 3 次。儿童用量酌减。

【注意事项】阴虚内热者慎用。

四 妙 丸

【药物组成】苍术、牛膝、黄柏（盐）、薏苡仁。

【剂型与规格】水丸：每 15 粒重 1g。

【功效与主治】清热利湿。用于湿热下注，足膝红肿，筋骨疼痛。

【用药指导】用于阴道炎见阴痒较甚，外阴红肿灼痛，白带量多，色黄，质稠，秽臭等症状者。

【用法与用量】口服，一次 6g，一日 2 次。

【注意事项】

①风寒湿痹，虚寒痿证慎用。

②孕妇慎用。

③服药期间饮食宜用清淡易消化之品，忌饮酒，忌食鱼腥、辛辣油腻之品。

四 逆 散

【药物组成】柴胡、枳壳（麸炒）、白芍、甘草。

【剂型与规格】颗粒剂：每袋装 9g。

【功能与主治】透解郁热，疏肝理脾。用于热厥手足不温，脘腹胁痛，泻痢下重。

【用法与用量】开水冲泡或炖服，一次 9g，一日 2 次。

【贮藏】密闭，防潮。

四　神　丸

【药物组成】肉豆蔻、五味子、补骨脂、吴茱萸、大枣。

【剂型与规格】水丸：每袋装9g。

【功能与主治】温肾散寒，涩肠止泻。用于肾阳不足所致的泄泻，症见肠鸣腹胀、五更溏泻、食少不化、久泻不止、面黄肢冷。

【用药指导】用于肾虚型经行泄泻见经行或经后大便泄泻，或五更泄泻，经色淡，质清稀，腰膝酸弱，头晕耳鸣等症状者。

【用法与用量】口服，一次9克，一日1~2次。

【贮藏】密闭，防潮。

四　物　合　剂

【药物组成】当归、川芎、白芍、熟地黄。

【剂型与规格】口服液：每支15ml。

【功能与主治】调经养血。用于营血虚，血弱，月经不调。

【用药指导】难免流产、不全流产属堕胎不全型者；妊娠合并贫血属气血两虚型；产后发热属外感型，见恶寒无汗发热，可配其他感冒药合用；产后发热属血虚型者及其他产后血虚有关病症可以使用。

【用法与用量】口服，一次10~15ml，一日3次。用时摇匀。

【贮藏】密封，置阴凉处。

四物益母丸

【药物组成】熟地黄、当归（酒炒）、川芎、白芍（麸炒）、益母草。

【剂型与规格】大蜜丸：每丸重9g。

【功能与主治】补血，活血，调经。用于血虚血滞，月经不调。闭经痛经，产妇恶露不尽。

【用药指导】可以用于瘀血阻滞引起的经前期综合征，见经前、经期身痛，经量少，色黯，有血块等症状者。

【用法与用量】口服，一次9g，一日2次。

【注意事项】孕妇忌服，忌食酸冷食物。

【贮藏】密闭，防潮。

四制香附丸

【药物组成】香附、熟地黄、当归（炒）、川芎、白芍（炒）、白术、泽兰、陈皮、黄柏、甘草（炙）。

【剂型与规格】大蜜丸：每丸9g。

【功能与主治】理气和血，补血调经。用于血虚气滞，月经不调，胸腹胀痛。

【用法与用量】口服，一次9g，一日2次。

【贮藏】密封，防潮。

嗣育保胎丸

【药物组成】黄芪、党参、茯苓、白术（麸炒）、甘草、当归、川芎、白芍、熟地黄、阿胶、桑寄生、菟丝子、艾叶（炭）、荆芥穗、厚朴（姜炙）、枳壳（去瓤麸炒）、川贝母、羌活、鹿茸粉。

【剂型与规格】大蜜丸：每丸重6g。

【功能与主治】补气养血，安胎保产。用于孕妇气血不足引起恶心呕吐，腰酸腹痛，足膝浮肿，胎动不安，屡经流产。

【用法与用量】口服，一次2丸，一日2~3次。

【贮藏】密封。

失 笑 散

【药物组成】蒲黄（炒）、五灵脂（醋炒）。

【剂型与规格】颗粒剂：每袋6g。

【功能与主治】活血祛瘀，散结止痛。

【用药指导】用于产后恶露不行，或月经不调，少腹急痛等属于瘀血停滞者。

【用法与用量】布包煎服，一次6~9g，一日1~2次。

【注意事项】孕妇禁用。

【贮藏】密闭，防潮。

松龄血脉康胶囊

【药物组成】鲜松叶、葛根、珍珠层粉。

【剂型与规格】胶囊剂：每粒0.5g。

【功能与主治】平肝潜阳，镇心安神。用于肝阳上亢所致的头痛、眩晕、烦躁易怒等。

【用药指导】用于肝火亢盛型经行头痛，症见头痛掣顶，头晕目眩，月经量稍多，色鲜红，烦躁易怒，口苦咽干等。

【用法与用量】口服，一次3粒，一日3次。

【贮藏】密闭，防潮。

缩 泉 丸

【药物组成】山药、益智仁（盐炒）、乌药。

【剂型与规格】水丸：每20粒重1g。

【药理研究】方中益智仁温肾纳气，暖脾摄津，固涩缩尿，且能显著增强左心房收缩力，舒张血管。乌药温散下焦虚冷，以助膀胱气化，固涩小便，其挥发油能扩张血管，加快血液流速，缓解平滑肌痉挛。山药健脾补肾而涩精气，并促进细胞免疫和体液免疫功能。

【功能主治】补肾缩尿。用于肾虚之小便频数，夜卧遗尿。

【用药指导】妇人产后体虚引起的小便失禁。

【用法用量】口服，一次 3~6g，一日 3 次。空腹温开水送服。

【注意事项】忌辛辣刺激性食物。

锁阳固精丸

【药物组成】锁阳、熟地黄、肉苁蓉（蒸）、巴戟天（制）、补骨脂（盐炒）、杜仲（炭）、菟丝子、八角茴香、韭菜子、鹿角霜、山茱萸（制）、牛膝、芡实（炒）、莲子、牡蛎（煅）、龙骨（锻）、莲须、山药、茯苓、泽泻、黄柏、知母、牡丹皮、大青盐。

【剂型与规格】大蜜丸：每丸重 9g。

【功效与主治】温肾固精。用于肾虚滑精，腰膝酸软，眩晕耳鸣，四肢无力。

【用药指导】用于妇人产后体虚引起的小便失禁；不孕症属肾气不足者。

【用法与用量】口服，一次 1 丸，一日 2 次。

【注意事项】湿热下注，或相火妄动而致遗精者不宜使用。脾虚者慎用。

胎产金丸

【药物组成】紫河车、五味子（醋炙）、人参、茯苓、甘草、当归、香附（醋炙）、延胡索（醋炙）、地黄、没药（醋炙）、赤石脂（煅）、黄柏、白薇等。

【剂型与规格】大蜜丸：每丸重9g；小蜜丸：每100粒重30g。

【功能与主治】补气，养血，调经。用于产后失血过多引起的恶露不净，腰酸腹痛，足膝浮肿，倦怠无力。

【用法与用量】温黄酒或温开水送服，大蜜丸一次1丸；小蜜丸一次30粒，一日2次。

【贮藏】密封。

蹄甲多肽片

【药物组成】主要成分为猪蹄甲提取物，是角蛋白部分水解生成的多肽。

【剂型与规格】片剂：每片0.3g。

【药理毒理】本品可兴奋子宫，增加子宫收缩的频率和幅度，节律性地兴奋子宫平滑肌，影响内膜的血管，使血管呈扩张和收缩的双相变化，从而改善"功血"的子宫内膜血管血流障碍；本品还可调节内分泌，通过促进肾上腺束状带分泌糖皮质激素，抑制纤维蛋白溶解，减少血管通透性，稳定溶酶体膜等作用，从而改善或制止"功血"时出血。

【功能与主治】用于月经过多，功能性子宫出血。

【用法与用量】口服，一次0.9～1.5克（3～5片），一日3次。连续服用3个月经周期或遵医嘱。

【不良反应】可见胃部不适，但长期服用对胃黏膜无损害作用。

【注意事项】

①对本品过敏者禁用；

②孕妇及哺乳期妇女禁用。

【贮藏】密闭，防潮。

田七痛经散

【药物组成】三七、五灵脂、蒲黄、延胡索、川芎、木香、小茴香、冰片。

【剂型与规格】散剂：每瓶装2g。

【功能与主治】通调气血，止痛调经。用于因寒所致的经行腹痛及月经失调。

【用法与用量】口服，经期或经前5天一次1~2g，一日3次；经后可继续服用，一次1g，一日2~3次。

【贮藏】密闭，防潮。

天紫红女金胶囊

【药物组成】黄芪（炙）、党参、山药（酒炒）、甘草（炙）、熟地黄、当归、阿胶（炒珠）、白术、茯苓、杜仲（盐炙）、川芎、陈皮、香附（醋盐炙）、肉桂、三七（熟）、砂仁（盐炙）、桑寄生、益母草、小茴香（盐炙）、牛膝等。

【剂型与规格】胶囊剂：每粒装0.35g。

【功能与主治】补气养血，调经安胎。用于气血两亏，肾虚宫冷，月经不调，崩漏带下，腰膝冷痛，宫冷不孕。

【用法与用量】口服，一次3粒，一日2~3次。

【注意事项】感冒忌服。

【贮藏】密封。

同仁乌鸡白凤丸

【药物组成】乌鸡（去毛爪肠）、人参、白芍、丹参、香附（醋炙）、当归、牡蛎（煅）、鹿角、桑螵蛸、甘草、青蒿、天冬、熟地黄、黄芪、银柴胡。

【剂型与规格】大蜜丸：每丸重9g。

【功能与主治】补气养血，调经止带。用于气血两亏引起的月经不调，行经腹痛，崩漏带下，小腹冷痛，体弱乏力，腰酸腿软，产后虚弱，阴虚盗汗。

【用法与用量】口服，温黄酒或温开水送服，水蜜丸一次6g，大蜜丸一次1丸，一日2次。

【贮藏】密封。

痛经宝颗粒

【药物组成】红花、当归、肉桂、三棱、莪术、丹参、五灵脂、木香、延胡索（醋制）。

【剂型与规格】颗粒剂：每袋装（1）10g；（2）4g（无糖型）。

【功能与主治】温经化瘀，理气止痛。用于妇女痛经。属寒凝血瘀者。

【用法与用量】温开水冲服，一次1袋，一日2次。于月经前一周开始，持续至月经来后3天停服，连续服用3个月经周期。

【贮藏】密封。

痛经口服液

【药物组成】当归、川芎、白芍、香附（制）、乌药。

【剂型与规格】口服液：每支装10ml。

【功能与主治】行气活血，调经止痛。用于气滞血瘀引起的痛经及经前、经期腹部胀痛或痉挛性疼痛，以及经期伴头痛。

【用法与用量】口服，一次 10～20ml，一日 2～3 次。

【贮藏】密封，置阴凉处。

痛　经　片

【药物组成】当归、丹参、熟地黄、川芎、五灵脂（醋制）、山楂（炭）、肉桂、木香、益母草、青皮、白芍、干姜（制）、茺蔚子、香附（醋制）、延胡索、红花。

【剂型与规格】片剂：每片 0.5g。

【功能与主治】活血，理气，散寒止痛。用于寒凝气滞，经来腹痛。

【用法与用量】口服，一次 8 片，一日 3 次，临经时服。

【贮藏】密封。

痛经灵颗粒

【药物组成】丹参、赤芍、香附（醋制）、玫瑰花、蒲黄、元胡（醋制）、五灵脂（制）、桂枝、红花、乌药。

【剂型与规格】颗粒剂：每袋 25g（相当于原药材 44g）。

【功能与主治】活血化瘀，理气止痛。用于气滞血瘀所致痛经。

【用法与用量】开水冲服，月经来潮以前 5 天开始服药，隔日服，每次服 1～2 袋，一日 2 次。经期开始后连服两日或遵医嘱。3 个经期为一疗程。

【注意事项】忌生冷等物。

【贮藏】密封。

通经甘露丸

【药物组成】当归、桃仁（去皮）、红花、牡丹皮、干漆（煅）、牛膝、三棱（麸炒）、莪术（醋炙）、大黄（酒炒）、肉桂（去粗皮）。

【剂型与规格】浓缩丸：每100粒重6g。

【功能与主治】活血祛瘀，通经止痛。用于血瘀阻滞所致经闭不通，小腹疼痛，或经血量少，小腹疼痛拒按以及癥瘕积块。

【用法与用量】温黄酒或温开水送服，一次6g，一日2次。

【注意事项】孕妇忌服。

【贮藏】密闭，防潮。

通络生乳糖浆

【药物组成】天花粉、马悬蹄、丝瓜络、穿山甲（醋制）、北沙参、鹿角。

【剂型与规格】糖浆剂：每瓶装100ml。

【功能与主治】通经活络下乳。用于气血不足，经络不通，奶汁灰白稀薄。

【用法与用量】口服，一次40ml，一日3次。

【贮藏】密封，置阴凉干燥处。

通 乳 颗 粒

【药物组成】黄芪、熟地黄、通草、瞿麦、天花粉、路路通、漏芦、党参、当归、川芎、白芍（酒炒）、王不留行、柴胡、穿山甲（烫）、鹿角霜。

【剂型与规格】颗粒剂：每袋装30g。

【功能与主治】益气养血，通络下乳。用于产后气血亏损，乳少，无乳，乳汁不通等证。

【用法与用量】口服，一次30g，一日3次。

【贮藏】密封。

通便灵胶囊

【药物组成】番泻叶、当归、肉苁蓉。

【剂型与规格】胶囊剂：每粒0.25g。

【药理作用】

①通便作用。

②抗炎作用。

【功能主治】泻热导滞，润肠通便。用于热结便秘，长期卧床以及老年习惯性便秘。

【用药指导】用于产后大便难属阳明腑实型，见产后大便秘结，多日不解，脘腹胀满疼痛或矢气臭秽，口臭或口唇生疮等。

【用法用量】口服，成人一次5~6粒，一日2次。

【注意事项】长期应用可能出现依赖性。

通天口服液

【药物组成】川芎、羌活、白芷、细辛、菊花、薄荷、天麻、赤芍等。

【剂型与规格】口服液：每支10ml。

【功效与主治】祛风活血，化瘀止痛。用于瘀血阻滞、风扰清窍所致的偏头痛发作期。症见头部胀痛或刺痛，痛有定处，反复发作，头晕目眩或恶心呕吐，恶风或遇风加重。

【用药指导】用于血瘀型行经头痛，见经期头痛剧烈，痛如锥刺，经色紫黯有块，或伴小腹疼痛拒按，胸闷不舒等。

【用法与用量】口服。第 1 日服法：分即刻服、服药 1 小时后、2 小时后、4 小时后各服 10ml，以后每小时服 10ml；第 2 和第 3 日服法：依次 10ml，一日 3 次，3 天为一疗程，或遵医嘱。

【注意事项】

①孕妇慎用或遵医嘱。

②出血性脑血管病、阴虚阳亢患者禁服。

【备注】忌烟、酒及辛辣食物。如与其他药物同时使用可能会发生药物相互作用，详情请咨询医师或药师。

温经养血合剂

【药物组成】吴茱萸、当归、川芎、白芍、党参、桂枝、阿胶、牡丹皮、甘草、生姜、姜半夏、麦冬。

【剂型与规格】口服液：每支 10ml。

【功能与主治】温经散寒，养血祛瘀。用于冲任虚寒、瘀血阻滞引起的少腹冷痛、月经不调、痛经、崩漏、不孕等。

【用法与用量】口服，一次 10～20ml，一日 3 次。

【贮藏】密封，置阴凉处。

温肾全鹿丸

【药物组成】人参、鹿角胶、补骨脂（盐炒）、黄柏、巴戟天（制）、锁阳、川牛膝、五味子（醋炙）、小茴香（盐炒）、老鹳草膏、鹿茸、菟丝子、杜仲（炭）、黄芪（蜜炙）、香附（醋炙）等。

【剂型与规格】大蜜丸：每丸重 9g。

【功能与主治】温肾固精，益气养血。用于肾阳虚弱，气血亏损引起的头晕健忘，目暗耳鸣，腰膝酸软，倦怠嗜卧，阳萎滑精，宫寒带下，滑胎小产。

【用法与用量】口服，一次 1 丸，一日 2 次。

【注意事项】忌气恼劳碌；节制性生活；忌食生冷食物。

【贮藏】密封。

乌 金 片

【药物组成】蒲黄、百草霜、益母草、熟地黄、艾叶（炭）、三棱、延胡索、香附、白芍、补骨脂、吴茱萸、川芎、莪术、木香、当归、小茴香油。

【剂型与规格】片剂：每片重 0.6g。

【功能与主治】调经化瘀。用于气机郁滞，胸胁刺痛，产后瘀血，小腹疼痛，五心烦热，面黄肌瘦。

【用法与用量】口服，一次 4 片，一日 2 次。

【注意事项】孕妇遵医嘱服用。

【贮藏】密封。

乌金止痛丸

【药物组成】大黄（醋制）、当归（酒蒸）、香附（酒醋炒）、苏木、益母草（酒制）、僵蚕（姜汁制）、黑豆、乌药、五灵脂（醋制）、延胡索（醋蒸）、莪术（醋制）、桃仁（去衣，炒）、红花（酒炒）等。

【剂型与规格】大蜜丸：每丸重 6.3g。

【功能与主治】活血化瘀，行气止痛。用于产后瘀血不清，腹痛腰痛，胸胁刺痛。

【用法与用量】口服，一次 1 丸，一日 1~2 次。

【注意事项】孕妇及产后瘀血已清者忌服。

【贮藏】密封。

五 苓 片

【药物组成】泽泻，茯苓，猪苓，白术，桂枝等。

【剂型与规格】片剂：每片重 0.35g。

【功能与主治】温阳化气，利湿行水。用于小便不利，水肿腹胀，呕逆泄泻，渴不思饮。可改善全身水液代谢的紊乱及调节机体水、电解质代谢的紊乱等。

【用药指导】用于妊娠肿胀属肾虚型者。

【用法与用量】口服，一次 4~5 片，一天 3 次。

【贮藏】密封。

五子衍宗口服液

【药物组成】枸杞子、菟丝子（炒）、覆盆子、五味子、车前子（盐炒）。

【剂型与规格】口服液：每支 10ml。

【功能与主治】补肾益精。用于肾虚腰痛，尿后余沥，遗精早泄，阳萎不育。

【用药指导】用于无排卵型"功血"属肾阳虚型，月经不调及多年卵巢综合征、不孕症等属肾虚型。

【用法与用量】口服，一次 5~10ml，一日 2 次。

【贮藏】密封。

犀 黄 丸

【药物组成】牛黄、麝香、乳香、没药。

【剂型与规格】丸剂：每 20 粒重 1g。

【功能与主治】解毒散结，消肿止痛。用于毒瘀互结、痈疽疮疡、阴疽肿痛、多发性脓肿，淋巴结炎、寒性脓疡属上述证候者。

【用药指导】用于急性乳腺炎成脓期。

【用法与用量】丸剂：一次3g，一日2次。

【注意事项】孕妇忌服。

【其他剂型】胶囊剂：每粒0.25g。口服，一日2次，一次4～8粒或遵医嘱。

犀角地黄丸

【药物组成】水牛角浓缩粉、地黄、白芍、牡丹皮、侧柏叶、荷叶（炭）、白茅根、栀子（姜炙）、大黄（炭）、犀角（粉）。

【剂型与规格】大蜜丸：每丸重6g。

【功能与主治】清肝肺热，凉血止咳。用于肺胃积热，肺经火旺，引起咳嗽吐血鼻孔衄血，咽干口渴，烦躁心跳，肠热便血，大便秘结。

【用药指导】用于无排卵型功血、月经过多属实热型，见阴道不规则出血，量多势急，或淋漓日久不断，色深红，质稠，或伴面红目赤，口渴烦热，小便色黄，大便秘结等。

【用法与用量】口服，一次2丸，一日2次。

【注意事项】忌辛辣食物，孕妇忌服。

【贮藏】密闭，防潮。

下乳涌泉散

【药物组成】当归、白芍、桔梗、川芎、地黄、白芷、天花粉、甘草、柴胡、通草、漏芦、麦芽、穿山甲（烫）、王不留行（炒）。

【剂型与规格】散剂：每袋装30g。

功能与主治】养血催乳。用于产后少乳。

【用法与用量】水煎服，一次1袋，水煎2次，煎液混合后分2次服。

【注意事项】忌食辛辣之物。

【贮藏】密闭，防潮。

香砂理中丸

【药物组成】干姜、党参、白术、木香、砂仁、甘草。

【剂型与规格】大蜜丸：每丸重9克。

【功效与主治】健脾和胃，温中行气。用于脾胃虚寒，气滞腹痛，反胃泄泻。

【用药指导】妊娠呕吐属脾胃虚弱型者，见妊娠早期，恶心呕吐，甚则食入即吐，呕吐物为清水，口淡等。

【合理配伍】含党参，不宜与含藜芦的药物同用；含甘草，不宜与含海藻、芫花、甘遂、京大戟的药物同用。

【用法与用量】口服，一次1丸，一日2次。

香砂六君丸

【药物组成】党参、白术（炒）、茯苓、炙甘草、陈皮、半夏（制）、木香、砂仁。

【剂型与规格】水丸：每8丸相当于原生药3g。

【功效与主治】益气健脾，和胃。用于脾胃气滞，消化不良，嗳气食少，脘腹胀满，大便溏泄。

【用药指导】妊娠剧吐、妊娠合并贫血属脾胃虚弱型者。

【合理配伍】可与西沙必利联合应用治疗非溃疡性消化不良。

【用法与用量】口服，一次6~9g，一日2~3次。

香砂养胃丸

【药物组成】白术、枳实（炒）、厚朴（姜制）、陈皮、藿香、半夏（制）、茯苓、香附（醋制）、木香、砂仁、豆蔻（去壳）、甘草。

【剂型与规格】水丸：每袋6g。

【药理研究】白术有类苍术功效，善于补脾益气；有研究认为苍术具有广谱抗溃疡及抑制胃液、胃酸和蛋白酶活性及保护胃黏膜的作用；从茅苍术中可以分离得到抗溃疡成分 α 桉叶醇，已证明它含有 5 - HT 受体拮抗剂；苍术也确认含有安定镇静作用的成分，砂仁、陈皮、木香、半夏、香附、枳实等具有止呕止痛，促进胃肠功能及利尿排毒作用；甘草含有"生胃酮"成分，能增强胃黏膜抵抗力，降低胃酸，还可保护胃黏膜，使炎症逐渐消退。

【功效与主治】温中和胃。用于不思饮食，呕吐酸水，胃脘满闷，四肢倦怠。

【用药指导】用于妊娠呕吐属脾胃虚弱型者。

【用法与用量】丸剂：一次6g，一日2次；浓缩丸：一次6～9g，一日2次；颗粒剂：一次5g，一日2次；口服液：一次1支，一日2次。均口服。

【注意事项】

①感冒时忌服。

②忌食生冷油腻。

【其他剂型】浓缩丸：每8丸相当原药材3g；颗粒剂：每袋5g；口服液：每支9g。

小 金 丸

【药物组成】麝香、制草乌、枫香脂、乳香、没药、五灵脂、当归、地龙、香墨等。

【剂型与规格】浓缩丸：每10丸重6g。

【功能与主治】用于散结消肿，化瘀止痛。适用于阴疽初起，皮色不变，肿硬作痛，多发性脓肿，瘿瘤，瘰疬，乳岩，乳癖等症状。

【用药指导】用于陈旧性宫外孕。

【用法与用量】打碎后口服，一次 1.2～3g，一日 2 次，小儿酌减。

【注意事项】孕妇忌用。

【贮藏】密封。

逍 遥 颗 粒

【药物组成】柴胡、当归、白芍、白术（炒）、茯苓、甘草（蜜炙）、薄荷。

【剂型与规格】颗粒剂：每袋装 15g。

【功能与主治】疏肝健脾，养血调经。用于肝气不舒，胸胁胀痛，头晕目眩，食欲减退，月经不调。

【用药指导】对于妊娠肿胀，产后小便不通，产褥期抑郁症，产后缺乳，月经不调及经间期综合征属气滞型者，均可应用。

【用法与用量】开水冲服，一次 15g，一日 2 次。

【贮藏】密封。

新生化冲剂

【药物组成】当归、川芎、桃仁、甘草（炙）、干姜（炭）、益母草、红花。

【剂型与规格】冲剂：每袋装 6g，相当于原药材 9g。

【功能与主治】活血、祛瘀、止痛。用于产后恶露不行，少腹疼痛，也可试用于上节育后引起的阴道流血，月经过多。

【用药指导】用于堕胎不全型难免流产，不全流产。

【用法与用法】热水冲服，一次 2 袋，一日 2～3 次。

【贮藏】密封。

血安胶囊

【药物组成】本品为棕榈科植物棕榈的干燥成熟果实经乙醇浸渍提取所得干浸膏粉制成的胶囊剂。

【剂型与规格】胶囊剂：每粒装 0.5g（相当于原药材10g）。

【功能与主治】止血、收敛、调经。月事不准，经血过量，崩漏，淋漓不止，产后恶露不尽等妇科出血症。

【用法与用量】口服，一次4粒或遵医嘱；一日3次。

【贮藏】密闭，置阴凉干燥处。

血府逐瘀胶囊

【药物组成】桃仁（炒）、当归、枳壳（麸炒）、川芎、柴胡、红花、牛膝、赤芍、桔梗、甘草。

【剂型与规格】胶囊剂：每粒装0.4g。

【功能与主治】活血祛瘀，行气止痛。用于瘀血内阻，头痛或胸痛，内热瞀闷，失眠多梦，心悸怔忡，急躁善怒。

【用药指导】对于产后出血，产后发热，产后腹痛及身痛，产褥期抑郁症，月经不调属血瘀型者均可应用。

【用法与用量】口服，一次6粒，一日2次。

【注意事项】忌食辛冷，孕妇忌服。

【贮藏】密闭，防潮。

养胃舒颗粒

【药物组成】党参、黄精（蒸）、白术（炒）、山药、北沙参、陈皮、山楂（炒）、干姜、乌梅、菟丝子、玄参、大枣、甘草。

【剂型与规格】胶囊剂：每粒 0.4g；颗粒剂：每袋装 10g。

【药理研究】，党参、白术可调整胃肠运动，改善消化功能，抗胃黏膜损伤，调整机体免疫力，与活血药合用有改善局部病变的综合作用；山楂能促进胃中消化酶分泌，促进消化，并含有多种有机酸和维生素，可提高胃蛋白酶活性，促进蛋白质的分解；三七具有改善血液流变性、改善血流动力学、改善胃黏膜微循环及抗炎作用，并具有免疫调节作用。但这些是单味药的作用，中药复方的作用不是单味药作用之和，经养胃舒给药后，胃黏膜损伤明显减轻，溃疡指数明显下降，溃疡抑制率明显提高。

【功效与主治】益气固本，滋阴养胃，调理中焦，行气消导。用于气阴两虚引起的胃脘灼热胀痛，手足心热，口干，口苦，纳差等症；慢性萎缩性胃炎、慢性胃炎见上述证候者。

【用药指导】痰湿阻滞型妊娠呕吐。

【用法与用量】胶囊剂：口服，一次 3 粒，一日 2 次；颗粒剂：开水冲服，一次 10 ~ 20g，一日 2 次。

【注意事项】阳虚者不宜使用。

养阴清肺口服液

【药物组成】地黄、玄参、川贝母、麦冬、白芍、牡丹皮、薄荷、甘草。

【剂型与规格】口服液：每支 10ml。

【功能与主治】养阴清肺、清热利咽。用于咽喉干燥疼痛，干咳、少痰或无痰。

【用药指导】用于阴虚肺燥型妊娠咳嗽。

【用法与用量】口服，一次 1 支，一日 2 ~ 3 次。

【贮藏】密封，置阴凉处。

养血安神丸

【药物组成】熟地黄、首乌藤、地黄、合欢皮、墨旱莲、仙鹤草、鸡血藤。

【剂型与规格】浓缩丸：每 100 粒重 12g。

【功能主治】滋阴养血，宁心安神。用于阴虚血少心悸、头晕、失眠多梦、手足心热。

【用药指导】用于产褥期抑郁症、更年期综合征属心脾两虚，症见精神不振，神志恍惚，悲伤欲哭，不能自主。

【用法用量】口服。一次 6g，一日 3 次。

【注意事项】

①脾虚便清者忌服；

②神经衰弱、更年期等见上述症状者可服用。

养血清脑颗粒

【药物组成】当归、川芎、白芍、熟地、珍珠母、元胡、细辛等。

【剂型与规格】颗粒剂：每袋 4g。

【功能与主治】养血平肝，活血通络。用于血虚肝旺所致的头痛，眩晕眼花，心烦易怒，失眠多梦。

【用药指导】用于经行头痛属血虚型者。

【用法与用量】口服，一次 4g，一日 3 次。

【贮藏】密封，置阴凉处。

益 坤 宁 酊

【药物组成】当归、香附、桂皮、熟地黄、白芍、川芎、益母草、延胡索、三棱、橙皮。

【剂型与规格】酊剂：每瓶 150ml。

【功能与主治】补气养血，调经止痛。用于妇女血虚气滞，月经不调，经前、经后腹痛腰痛，妇女更年期综合征等。

【用法与用量】口服，一次 5ml，一日 3 次。

【贮藏】密封，置阴凉处。

益母草片

本品为益母草制成的浸膏片。

【功能与主治】子宫收缩药。用于调经及产后子宫出血、子宫复原不全等。

【剂型与规格】片剂：每片 0.2g，每片含盐酸水苏碱 15mg。

【用法与用量】口服，一次 3 ~ 4 片，一日 2 ~ 3 次。

【注意事项】孕妇忌服。

【贮藏】密封。

益母冲剂

【药物组成】益母草、当归、川芎、木香。

【剂型与规格】冲剂：每块或每袋重 14g（相当原药材 5g）。

【功能与主治】活血调经，行气止痛。用于气滞血瘀，月经不调，痛经，产后瘀血腹痛。

【用法与用量】开水冲服，一次 14g，一日 2 次。

【注意事项】孕妇及月经过多者忌服。

【贮藏】密封。

益母调经丸

【药物组成】益母草、白术、茺蔚子、熟地黄、当归、丹参、川芎、白芍、香附（制）。

【功能与主治】理气和血，调经止血。用于气郁血滞，月经不调，经来腹痛，崩漏白带。

【用法与用量】口服，一次 10 丸，一日 1~3 次。

【贮藏】密封。

益气维血颗粒

【药物组成】本品为猪血提取物、黄芪等药味经加工制成的颗粒。

【剂型与规格】颗粒剂：每袋 10g。

【功能与主治】补血益气。用于血虚证、气血两虚证，证见面色萎黄或苍白，头晕目眩，神疲乏力，少气懒言，自汗，唇舌色淡，脉细弱等，以及低色素小细胞型贫血见上述证候者。

【用药指导】用于妊娠合并贫血者。

【用法与用量】口服，成人一日 3 次，一次 10g；儿童一日 2 次，一次 10g；3 岁以下儿童一日 2 次，一次 5g，或遵医嘱。

【贮藏】密封。

益 坤 丸

【药物组成】熟地黄、当归、白芍、阿胶、人参、黄芪（蜜炙）、山药、甘草、益母草膏、血余炭、鸡冠花、延胡索（醋炙）、乳香（醋炙）、没药（醋炙）、小茴香（盐炙）、松香（炙）、鹿角、锁阳、艾叶炭等。

【剂型与规格】大蜜丸：每丸重 9g。

【功能与主治】补气养血，调经散寒，用于气虚血衰引起的月经不调，行经腹痛，宫寒带下，腰酸体倦。

【用法与用量】口服，一次 1 丸，一日 2 次。

【注意事项】孕妇忌服。

【贮藏】密封。

银 黄 颗 粒

【药物组成】金银花提取物，黄芩提取物。

【剂型与规格】颗粒剂：每袋装4g（无蔗糖）。

【功能与主治】消炎、清热、解毒。用于急慢性扁桃体炎、急慢性咽喉炎、上呼吸道感染。

【用药指导】用于产后外感发热。

【用法与用量】开水冲服，一次1－2袋，一日2次。

【贮藏】密封。

银翘解毒丸

【药物组成】金银花、连翘、薄荷、荆芥、淡豆豉、牛蒡子（炒）、桔梗、淡竹叶、甘草。

【剂型与规格】浓缩丸：每10丸重1.5g。

【功能与主治】辛凉解表，清热解毒。用于风热感冒，发热头痛，咳嗽，口干，咽喉疼痛。

【用法与用量】口服，一次5丸，一日3次。

【贮藏】密封。

右 归 丸

【药物组成】熟地黄、附子、肉桂、山药、山茱萸、菟丝子、鹿角胶、枸杞子、当归、杜仲（盐炒）。

【剂型与规格】大蜜丸：每丸重9g。

【功能与主治】温补肾阳，填精止遗。用于肾阳不足，命门火衰，腰膝酸冷，精神不振，怯寒畏冷，阳萎遗精，大便溏薄，尿频而清。

【用药指导】用于阳虚内寒型痛经，证见经期或经后出现下腹冷痛，按揉或热敷后疼痛缓解等。

【用法与用量】口服，一次 1 丸，一日 3 次。

【贮藏】密封。

孕妇金花丸

【药物组成】栀子（姜制）、金银花、当归、白芍、川芎、地黄、黄芩、黄柏、黄连。

【剂型与规格】浓缩丸：每 100 粒重 6g。

【功能与主治】清热，安胎。用于孕妇头痛，眩晕，口鼻生疮，咽喉肿痛，双目赤肿，牙龈疼痛，或胎动下坠，小腹作痛，心烦不安，口干咽燥，渴喜冷饮，小便短黄等证。

【用法与用量】口服，一次 6g，一日 2 次。

【注意事项】忌食辛辣食物。

【贮藏】密闭，防潮。

孕妇清火丸

【药物组成】黄芩、知母、石斛、柴胡、地黄、薄荷、白芍、白术（麸炒）、甘草。

【剂型与规格】浓缩丸：每 100 粒重 6g。

【功能与主治】清火安胎。用于孕妇胎热口干，胸腹灼热，或口舌生疮，咽喉燥痛或大便秘结，小便黄赤。

【用法与用量】口服，一次 6g，一日 2 次。

【贮藏】密闭，防潮。

云南白药胶囊

【功能与主治】化瘀止血，活血止痛，解毒消肿。用于跌打损伤，瘀血肿痛，吐血、咳血、便血、痔血、崩漏下血，疮疮肿毒及软组织挫伤，闭合性骨折，支气管扩张及肺结核咳血，溃疡病出血，以及皮肤感染性疾病。

【用药指导】用于血瘀型所致的妇科各科出血证。

【剂型与规格】胶囊剂：每粒装 0.25g。

【用法与用量】刀、枪、跌打诸伤，无论轻重，出血者用温开水送服；瘀血肿痛与未流血者用酒送服；妇科各症，用酒送服；但月经过多用温开水送服。毒疮初起，服 0.25g，另取药粉用酒调匀，敷患处；如已化脓，只需内服。其他内出血各症均可内服。

【注意事项】孕妇忌用；服药一日内忌食蚕豆、鱼类及酸冷食物。

【贮藏】密封，置阴凉干燥处。

知柏地黄丸

【药物组成】熟地黄、知母、黄柏、山茱萸、山药、牡丹皮、茯苓、泽泻。

【剂型与规格】大蜜丸：每丸重 9g；小蜜丸：每瓶 120g；水蜜丸：每瓶装 120g。

【功效与主治】滋阴降火。用于阴虚火旺，潮热盗汗，口干咽痛，耳鸣遗精，小便短赤。

【用药指导】用于阴虚火旺型产后大便难，月经不调，经前期综合征，阴痒，阴道炎及子宫肌瘤等。

【用法与用量】口服。大蜜丸：一次 1 丸，一日 2 次；小蜜丸：一次 6g，一日 2 次；水蜜丸：一次 6g，一日 2 次。

【注意事项】①脾虚便溏、消化不良者不宜用。②感冒期间慎用。

【其他剂型】口服液：每支 10ml。

止血灵胶囊

【药物组成】扶芳藤、蒲公英、黄芪、地榆。

【剂型与规格】胶囊剂：每粒装 0.5g（约相当于原药材 13g）。

【功能与主治】清热，解毒，止血。用于子宫肌瘤出血，恶露不净，经间出血，放环出血等症。

【用法与用量】口服，一次 2~3 粒，一日 3 次。大出血症用量可加倍。

【贮藏】密封。

止血宁片

【药物组成】三七、紫珠草、马齿苋、槐花（炒）、血余炭、花蕊石。

【功能与主治】止血，消肿，化瘀。用于功能性子宫出血，崩中下血，衄血，咳血，吐血等出血证。

【用法与用量】口服，一次 8 片，一日 2 次。

【贮藏】密封。

枳实导滞丸

【药物组成】大黄、枳实（炒）、黄芩、黄连（姜汁炒）、茯苓、泽泻、白术（炒）、六神曲（炒）。

【剂型与规格】水丸：每袋装 18g。

【药理研究】现代药理研究表明：大黄有通便、抗菌、健胃作用。枳实能增强胃肠蠕动能力。黄芩、黄连均有较强的抑菌作用。神曲则是助消化的良药。诸药配合，对于胃肠感染性炎症伴有消化不良者，具有确切疗效。如肠炎、痢疾、胃肠功能紊乱等，都可以用本方加减治疗。

【功效与主治】消积导滞，清利湿热。用于脘腹胀痛，不思饮食，大便秘结，痢疾里急后重。

【用药指导】用于阳明腑实证型的产后大便不通。

【用法与用量】口服，一次 6~9g，一日 2 次。

【注意事项】

①年老体弱以及妇女胎前产后应慎用。

②体虚泻痢而无积滞者，忌用。

滋肾育胎丸

【药物组成】菟丝子、砂仁、熟地黄、人参、桑寄生、阿胶（炒）、首乌、艾叶、巴戟天、白术、党参、鹿角霜、枸杞子、续断、杜仲。

【剂型与规格】水丸：每瓶 60g。

【功能与主治】补肾健脾，益气培元，养血安胎，强壮身体。用于脾肾两虚，冲任不固所致的滑胎（防治习惯性流产和先兆流产）。

【用法与用量】口服，一次 5g，一日 3 次，淡盐水或蜂蜜水送服。

【注意事项】孕妇禁房事。

【贮藏】密闭，防潮。

子 宫 锭

【药物组成】乳香、制儿茶、钟乳石、蛇床子、制没药、雄黄、血竭、红丹、冰片、麝香、白矾。

【剂型与规格】锭剂：每锭重 (1) 1.2g，(2) 1.5g。

【功能与主治】活血化瘀，化腐生肌，消肿止痛，燥湿收敛，解毒杀虫。用于治疗阴道炎。

【用法与用量】外用，纳入阴道内或遵医嘱。

【注意事项】外用药，切勿入口，未婚者忌用。
【贮藏】密闭，置阴凉干燥处。

止 带 片

【药物组成】白术（炒）、苍术、陈皮、荆芥、党参、甘草、柴胡、山药、车前子（炒）、白芍（炒）。
【功能与主治】健脾祛湿，理气舒肝。用于湿阻碍脾，肝郁气滞，白带不止。
【用法与用量】口服，一次4~5片，一日2次。
【贮藏】密封。

止咳橘红丸

【药物组成】橘红、陈皮、法半夏、茯苓、甘草、紫苏子、苦杏仁、紫菀、款冬花、麦冬、知母、桔梗等。
【剂型与规格】大蜜丸：每丸重6g。
【功能与主治】清肺润燥，止咳化痰。用于肺热燥咳、痰多气促、口苦咽干。
【用药指导】用于阴虚肺燥型妊娠咳嗽。
【用法与用量】口服，一次2丸，一日2次。
【贮藏】密闭，置阴凉干燥处。

朱砂安神丸

【药物组成】朱砂、地黄、当归、黄连、甘草。
【剂型与规格】大蜜丸：每丸重9g；小蜜丸：每丸3g；水蜜丸：每瓶120g。
【药理研究】采用多导睡眠描记技术研究朱砂安神丸对猫睡眠—觉醒的影响。结果表明朱砂安神丸能明显缩短清醒期（W）、延长慢波睡眠I期（SWSI）及总睡眠时间，但对慢波睡眠 H 期（SWSH）及异相睡眠（PS）无明显影响；且能缩短 SWSI，SWSH 及 PS 的潜伏期，能翻转对氯苯丙氨酸的睡眠剥夺效应。因此认为该丸具有明显的安神作用。

【功效与主治】清心养血，镇惊安神。用于胸中烦热，心悸不宁，失眠多梦。

【用药指导】用于神经衰弱、心血管神经官能症、精神分裂症等见上述证候者。

【用法与用量】口服。水蜜丸：一次 6g，一日 3 次；小蜜丸：一次 9g，一日 2 次；大蜜丸：一次 1 丸，一日 1~2 次。

【注意事项】

①孕妇忌服。

②忌食辛辣油腻之品，忌烟、酒、咖啡、茶等刺激物。

③本药中朱砂主含硫化汞，不得过服、久服，以免引起汞中毒。

④本药不宜与碘、溴化物并用。

紫地宁血散

【药物组成】大叶紫珠、地捻等。

【剂型与规格】散剂，每瓶装 4g。

【药理研究】①兴奋血管平滑肌及收缩血管，紫地宁血散 0.48g/ml，对立体家兔麦氏皿法主动脉条片有显著的收缩作用。紫地宁血散 0.45g/ml，具有明显减少立体家兔耳灌流量的作用，提示血管有收缩作用。②增加纤维蛋白原含量、缩短出血时间、促进血块形成。③缩短凝血时间，紫地宁血散 6.75、13.5g/kg 能明显缩短正常小鼠凝血时间。④本品对心率、呼吸、血压无明显影响，口服毒性很低，为一种安全有效的止血药。

【功效与主治】清热凉血，收敛止血。用于胃及十二指肠溃疡或胃炎引起的吐血、便血，属胃中积热型者。

【用药指导】主要用于实热型无排卵性功血。

【用法与用量】口服，一次8g，一日3~4次。

紫 雪 丹

【药物组成】石膏、寒水石、磁石、滑石、犀角、羚羊角、木香、沉香、元参、升麻、甘草、丁香、朴硝、硝石、麝香、朱砂。

【剂型与规格】水丸：每瓶1.5g。

【功能与主治】清热解毒，镇痉息风，开窍定惊。温热病、热邪内陷心包，症见高热烦躁，神昏谵语、抽风痉厥、口渴唇焦、尿赤便闭及小儿热盛惊厥。

【用药指导】用于产后发热。

【用法与用量】口服，每次1.5~3g，每日2次。

【贮藏】密闭，置阴凉干燥处。

祖 师 麻 片

【药物组成】祖师麻。

【剂型与规格】糖衣片，片重0.29g。

【药理研究】经动物实验，显示具有消炎、镇痛的作用，亦有一定的镇静作用。

①抗炎作用：祖师麻所含祖师麻甲素400mg/kg灌服，对大鼠蛋清性及右旋糖酐性足肿胀均有抑制作用，20mg/kg腹腔注射对大鼠蛋清性、右旋糖酐性及甲醛性足肿胀均有抑制作用，切除大鼠双侧肾上腺后其抗炎作用消失，其抗炎作用与其对垂体－肾上腺皮质系统的兴奋有关。

②镇痛作用：祖师麻甲素灌胃或腹腔注射对热板法、电刺激法、醋酸扭体法和热水刺激法等多种疼痛模型小鼠均有明显

的镇痛作用。

③对心血管系统的影响：祖师麻甲素80mg/kg静注给药对大鼠实验性血栓形成及 ADP 诱导的家兔血小板聚集均有明显的抑制作用，40、80mg/kg 可降低大鼠血小板黏附性，延长小鼠凝血时间，祖师麻甲素 10mg/kg 静注对垂体后叶素引起家兔急性心肌缺血有保护作用。

④其他作用：祖师麻甲素于 1∶2500～10000 时可使鼠离体肠管张力下降，收缩幅度减少，还能对抗垂体后叶素所致子宫平滑肌收缩。祖师麻甲素 100mg/kg 腹腔注射可使小鼠胸腺和脾脏萎缩，并抑制小鼠对 SRBC 的免疫应答，对 SRBC 所致迟发型超敏反应也有抑制作用。

【功效与主治】祛风除湿，活血止痛。用于风寒湿痹阻，瘀血阻络所致的痹证，症见肢体关节肿痛，畏寒肢冷；类风湿性关节炎见于上述证候者。

【用药指导】用于产后身痛，肢体关节疼痛，屈伸不利，冷痛剧烈等症状者。

【用法与用量】口服。一次 3 片，一日 3 次。

【注意事项】①本品偏于辛温，风湿热痹者忌用。②孕妇慎用，或在医生指导下使用。

祖师麻注射剂

【药物组成】黄瑞香根茎皮。

【剂型与规格】注射剂：每支 2ml。

【药理研究】经动物实验，显示具有消炎、镇痛的作用，亦有一定的镇静作用。

【功效与主治】祛风除湿，活血止痛。用于肢体关节肿胀、冷痛或刺痛，活动屈伸不利，阴雨天加重，舌有瘀斑，脉沉弦者，以及风湿性关节炎、类风湿性关节炎属上述证候者。

【用药指导】用于产后身痛见上述症状者。

【用法与用量】肌肉注射，一次1~2ml，一日1~2次。

左 归 丸

【药物组成】熟地黄、山茱萸、山药、龟甲胶、鹿角胶、枸杞子、菟丝子、牛膝。

【剂型与规格】小蜜丸：每10粒重3g；大蜜丸：每丸9g。

【功效与主治】滋肾补阴。用于真阴不足，腰酸膝软，盗汗遗精，神疲口燥。

【用药指导】用于贫血、功能性子宫出血等属肾阴虚精血亏虚者。

【合理配伍】左归丸合归脾合剂治疗妇女更年期失眠症疗效较好。

【用法与用量】口服，小蜜丸：一次9g，一日2次；大蜜丸：一次1丸，每天2次。饭前温开水送服。

【注意事项】脾虚便溏，胃弱、痰多者慎用。

附　录

妇科中成药笔画索引

二　画

三　画

四　画

六 画

八　画

十一画